6827

PATHOLOGIE ET THÉRAPEUTIQUE

GÉNÉRALES

DES MALADIES DE LA PEAU

Professeur HEINRICH AUSPITZ

PATHOLOGIE & THÉRAPEUTIQUE

GÉNÉRALES

DES

MALADIES DE LA PEAU

TRADUCTION

Du Docteur A. DOYON

Médecin inspecteur des eaux d'Uriage.

PARIS

G. MASSON, ÉDITEUR

LIBRAIRE DE L'ACADÉMIE DE MÉDECINE

120, boulevard Saint-Germain, 120

1887

AVANT-PROPOS DU TRADUCTEUR

En offrant aujourd'hui au public médical français la traduction du *Traité de Pathologie et de Thérapeutique générales des maladies de la peau* de Heinrich Auspitz, nous poursuivons une tâche depuis longtemps commencée, celle de mettre à la disposition de tous ceux qui parlent la langue française les travaux les plus importants sur la dermatologie qui sont produits dans les pays de langue allemande. Ainsi que le disait encore, dans une publication récente, mon très cher collaborateur et ami M. Ernest Besnier, c'est seulement la très faible minorité des médecins français qui est en mesure de lire dans l'original les ouvrages étrangers ; l'utilité, nous dirons plus, l'urgence des traductions est donc plus pressante que jamais, à une époque où la science marche à toute vitesse et où l'on travaille partout avec une ardeur vertigineuse.

L'ouvrage de Heinrich Auspitz n'est pas un traité complet de dermatologie, c'est un essai de systématisation générale de la nosologie et de la thérapeutique dermatologiques vraiment digne de remarque par la hauteur des vues et l'étendue des aperçus; l'auteur s'y montre à la fois profondément versé dans la médecine générale, plein d'originalité dans la doctrine et la nomenclature, et maître d'une autorité incontestée dans l'art de traiter les maladies de la peau.

Ce n'est pas seulement aux dermatologistes que ce livre s'adresse, il doit être lu par les médecins jaloux d'étendre leur horizon scientifique au delà des limites étroites de la science de l'École. Les uns et les autres y verront reproduite la nomenclature dermatologique propre à l'auteur, laquelle est déjà adoptée à l'étranger par plusieurs savants éminents, et qu'il n'est en tout cas plus permis d'ignorer ; c'est en prenant une connaissance approfondie de l'œuvre du professeur de l'Université de Vienne que les uns et les autres auront, en quelque sorte, en mains, la clef sans laquelle toute une série de travaux qui se publient actuellement à l'étranger demeureraient absolument incompréhensibles pour le lecteur français.

La mort impitoyable a frappé Heinrich Auspitz avant que cette traduction, qu'il avait en partie revue, fût com-

plètement terminée ; c'est pour nous une véritable douleur de n'avoir plus à évoquer ici que nos regrets amers
à l'égard d'un des plus remarquables disciples de Fer-
dinand Hebra et de l'un des plus éminents parmi les
dermatologistes de notre époque.

A. DOYON.

PATHOLOGIE ET THÉRAPEUTIQUE

GÉNÉRALES

DES MALADIES DE LA PEAU

I. — NOSOLOGIE GÉNÉRALE DE LA PEAU

Les maladies de la peau, comme celles de tous les autres
organes, sont sous la dépendance des échanges nutritifs
et de leurs modifications ; elles ne représentent nullement
des processus exceptionnels et leur tableau pathologique
rentre entièrement dans le cadre de toutes les maladies
des organes en général. De toute évidence cependant cette
subordination des dermopathies aux lois communes de la
nosologie reste mesurée, dans son degré, aux conditions
mêmes de la structure et du fonctionnement propres aux
régions diverses du tégument.

Dans ses lésions de structure, la peau se conforme aux lois
générales des troubles de nutrition ; chacun des tissus qui
la compose est également soumis à des troubles de

nutrition particuliers, mais d'une façon générale on ne saurait comparer purement et simplement chaque processus pathologique isolé d'un organe aussi compliqué que l'enveloppe cutanée avec les phénomènes de même ordre développés dans un autre organe, tel que le foie, par exemple.

Trouver la ligne de démarcation qui sépare les lois générales du développement et de nutrition, des conditions individuelles qui les modifient, est souvent chose difficile ; aussi l'histoire de la pathologie tégumentaire oscille-t-elle continuellement entre la négation complète de son individualité et sa séparation totale des types pathologiques généraux. Peut-être la meilleure voie à suivre consiste-t-elle à faire de la *pathologie comparée*, à essayer d'élucider, par voie d'analogie, les divers processus qui ont leur siège sur le tégument externe, de préciser, enfin, le rapport des affections de la peau avec l'organisme.

Si l'on cherche à comparer à la peau le tissu qui s'en rapproche le plus, le tissu muqueux, qui est formé des mêmes couches, il faut déjà noter que son épithélium n'a pas de couche cornée ; c'est un épithélium pavimenteux stratifié avec une couche fondamentale de cellules cylindriques (prismatiques) ou arrondies, ces dernières placées, comme dans la peau, directement sur le stroma de tissu conjonctif. Du cardia jusqu'à l'anus, dans une portion des voies respiratoires, dans le canal de l'urèthre et dans la cavité vésicale, dans les organes génitaux de la femme à partir de l'orifice de la matrice, c'est-à-dire dans tous les points où la muqueuse n'est pas directement en contact avec l'air extérieur, l'épithélium de la muqueuse n'est formé que d'une, ou en quelques points, de plusieurs couches de grosses cellules cylindriques.

Dans le larynx et dans toutes les autres parties des voies respiratoires, ainsi que dans la portion supérieure du pharynx, de l'estomac, des conduits biliaires et urinaires, de l'utérus jusque dans l'intérieur du canal cervical, le stroma conjonctif est dépourvu de papilles. Pour les autres surfaces muqueuses il existe une délimitation papillaire plus ou moins typique qui se traduit, dans l'intestin, par des villosités importantes pour la résorption ; les papilles linguales ont un revêtement épithélial spécial ; il en est de même des papilles vaginales et c'est par là qu'elles se distinguent de toutes les autres. Quant aux glandes sécrétantes, elles sont en partie (les plus petites, tubulaires) situées dans la muqueuse même, en partie (les plus grosses, spécialement les glandes en grappe) dans le tissu conjonctif sous-muqueux ; en quelques autres points, dans la vessie et le vagin, par exemple, elles manquent complètement.

Sur la peau, la chute de la couche externe de l'épithélium se produit sous forme de desquamation ; sur les muqueuses (comme Henle l'a démontré dans ses aphorismes célèbres sur la formation du mucus et du pus *in Journal de Hufeland* 1838), elle a lieu sous forme de sécrétion muqueuse ; une partie seulement de cette sécrétion provient des glandes muqueuses.

Sur les membranes séreuses et synoviales, on trouve un simple épithélium pavimenteux à une seule couche, dont les cellules sont considérées, d'après leur origine, comme des corpuscules de tissu conjonctif et qui sont distinctes des cellules épithéliales proprement dites. Dans l'épaisseur des membranes séreuses on ne trouve, entre le tissu conjonctif et l'épithélium, aucune production semblable à des papilles.

De ces indications sommaires on peut déduire que c'est dans le revêtement épithélial que résident les différences principales existant entre la peau et les surfaces muqueuses ou séreuses, tandis que les zones connectives profondes ne présentent pas de types absolument distincts.

Or, une partie des maladies de la peau devant être rapportée à des conditions originellement anormales de l'épiderme dans la totalité de ses couches ou dans quelques-unes d'entre elles, ou bien à une perturbation des processus physiologiques, à la formation cornée spéciale de l'épiderme par exemple, on entrevoit la différence profonde qui en résultera entre la peau et les autres membranes tégumentaires, selon que leur revêtement est composé de couches multiples, élastiques et capables de résistance, ou, qu'il est au contraire, délicat, à mailles peu serrées, mais se reconstituant facilement. Dans ces circonstances, on trouvera les raisons pour lesquelles les influences irritantes, spécialement celles qui produisent un processus inflammatoire, représentent sur la peau toute une série de formes morbides (efflorescences, anthèmes) dont chacune a son histoire anatomo-pathologique propre, tandis que cela arrive à un degré beaucoup plus faible pour les membranes muqueuses et séreuses et encore moins pour les organes parenchymateux.

Ainsi on peut établir des rapports d'analogie entre les glandes de la peau et celles des autres organes. Entre les glomérules sudoripares, par exemple, et les glomé-mérules rénaux, il existe anatomiquement et physiologiquement une certaine ressemblance ; de même les follicules glandulaires de la peau et ceux des muqueuses avec leurs ramifications vasculaires profondes, qui, d'une part, donnent lieu à des inflammations périfolliculaires, de l'autre à des oblitérations des orifices et à leurs conséquences, sont sujets à des altérations morbides de même ordre.

On peut encore signaler certaines ressemblances qui existent entre la peau et les muqueuses recouvertes d'une couche épithéliale épaisse et pourvue de papilles abondantes ; cette analogie s'observe pour la paume de la main, par exemple et la surface de la langue. Des hyperplasies épithéliales simples se produisent assez souvent sur ces deux surfaces.

Il est évident, d'autre part, que cette forme de néoplasme qui naît par prolifération épithéliale atypique (l'épithéliome ou le cancroïde) paraît être, dans la peau comme sur les muqueuses, liée à l'existence des papilles ; qu'elle n'existe par conséquent que sur les muqueuses où les papilles sont bien marquées, par exemple sur celles de l'œsophage, du canal cervico-utérin, des calices et des bassinets, presque jamais au contraire sur la muqueuse des voies respiratoires, de l'estomac et de l'intestin, excepté l'anus ; c'est au contraire, précisément dans ces derniers points que les processus folliculaires et périfolliculaires jouent un rôle, là où il y a absence de papilles et abondance de glandes. On observe les mêmes phénomènes sur la muqueuse stomacale et sur la muqueuse intestinale (ulcérations folliculaires de l'intestin), et sur le tégument externe du front, du nez et du cuir chevelu, qui est d'ordinaire dépourvu de papilles (Henle), mais toujours occupé par des glandes sébacées volumineuses (acné frontale).

Il serait facile de continuer l'énumération de ces analogies ; il nous suffira d'insister encore une fois sur ce fait que : les types pathologiques observés dans la peau se distinguent essentiellement, sous beaucoup de rapports, de ceux des organes semblables ; mais ces différences doivent être surtout rattachées aux différences morphologiques de ces organes, à un *genius loci* qui fait défaut dans les régions où la structure du tégument externe se rapproche du type général et où, par conséquent, les lois communes de la maladie sont les mêmes pour la peau que pour les autres organes.

Le but de la pathologie cutanée générale est de défendre les principes communs de la nosologie contre les déviations apparentes que semble présenter la pathologie spéciale de la peau ; elle doit faire ressortir et fixer au point de vue clinique « la stabilité dans le changement » (1).

La pathologie de la peau, offre, sous ce rapport, des conditions spécialement favorables ; plus accessible aux sens que les autres organes, elle a, de tout temps, été considérée comme le terrain naturel d'observation et, sous beaucoup de rapports, comme le terrain exclusif de l'expérimentation pathologique. En effet, c'est à la peau ou

____

(1) L'auteur fait, ici, allusion à une poésie célèbre de Goethe, intitulée « Dauer im Wechsel ».

A. D.

au moins à la disposition des tissus qui la composent qu'on a emprunté les types des processus les plus importants, de l'inflammation, de la néoplasie, de la nécrobiose, etc.

Si l'on considère dans leur ensemble les processus morbides que l'on rencontre sur la peau, on constate immédiatement, comme dans l'étude de tous les organes malades en général, que ce n'est pas une tâche facile de constituer des groupes isolés de symptômes assez exclusifs pour que chacun d'eux se distingue nettement des autres par son origine et par son développement, ses caractères subjectifs et objectifs spéciaux, son évolution, son mode de terminaison et sa résistance aux moyens de traitement. Ce ne sont pas toujours des tableaux morbides, mais quelques déviations de l'état normal, avec prédominance tantôt morphologique, tantôt fonctionnelle qu se présentent à l'observateur non encore exercé. Bientôt cet observateur remarquera que certaines irritations provenant soit de l'extérieur soit de l'organisme lui-même sont en rapport avec ces modifications ; mais en même temps l'expérience lui apprendra qu'une seule et même irritation peut correspondre à différentes déviations, une seule et même déviation à diverses espèces d'irritations.

Dans un champ d'observation aussi étendu et avec des fonctions aussi multiples que celles de la peau et le grand nombre d'irritations auxquelles elle est exposée, la nosographie cutanée constitue un tableau surchargé de détails, difficile à résumer. Intéresser le lecteur à l'énumération sèche et à l'exposition de toutes ces modifications serait peu aisé ; et faire une introduction à l'étude de la dermatologie spéciale en suivant la voie classique serait sans utilité ; de même pour ce qui concerne l'étiologie, le diagnostic, le pronostic et l'évolution. Notre intention par conséquent n'est pas d'enregistrer simplement sous les rubriques usuelles une série de faits extraits de la nosologie spéciale, mais bien de ne mettre en relief, dans la pathologie générale de la peau, que les conditions dans lesquelles la loi nosologique générale présente un caractère précis, qu'elle concorde ou qu'elle soit en opposition avec les autres processus.

Tout d'abord, nous esquisserons rapidement et à grands traits les phénomènes nosologiques généraux qui se produisent sur le tégument, et nous examinerons en détail les modifications anatomopathologiques, ainsi que les formes cliniques principales qui leur correspondent.

Troubles de nutrition d'origine inflammatoire envisagés en général, et spécialement dans la peau.

Les différentes irritations qui naissent soit de l'extérieur, soit de l'organisme lui-même, provoquent sur le tégument divers phénomènes que l'on peut considérer comme des troubles de nutrition, mais qu'il importe de distinguer suivant que telle ou telle condition étiologique prédomine. Parmi ces troubles il faut en signaler une catégorie dont on a fait depuis longtemps un groupe à part et pour lequel on a choisi le terme générique de processus inflammatoire, dont les causes ont été désignées sous le nom d' « irritations inflammatoires » et auxquelles on a attribué certains caractères cliniques connus sous les noms de : « chaleur, rougeur, tuméfaction, douleur, trouble fonctionnel. »

Ce n'est point ici le lieu d'exposer en détail les théories de l'inflammation et l'état actuel de la question ; cette étude rentre dans la pathologie générale. Mais la peau servait, depuis les temps les plus anciens, de point de départ à toutes les observations sur l'inflammation, elle est l'organe auquel on a spécialement adapté la définition de Celse. Nous sommes autorisés à prendre la notion clinique comme notre point de départ et, en ce qui concerne la théorie, à résumer les points dont l'étude clinique des maladies de la peau permet de reconnaître l'utilité. S'en tenir là, purement et simplement, est le seul moyen d'éviter de tomber dans le chaos.

Il faut tout d'abord partir de ce fait que les inflammations de la peau, ainsi que celles des autres organes, sont toujours en voie de formation, de transformation, et qu'on pourrait les représenter graphiquement par une courbe ascendante et descendante ; l'inflammation n'est jamais quelque chose d'immobile, de définitif. Absolument, l'inflammation est un processus, nullement un état ; elle est du ressort exclusif du clinicien et non de l'anatomo-pathologiste ; ce dernier n'a affaire qu'avec les produits de l'inflammation et avec les modifications de tissu qu'elle a occasionnées. Si l'on maintient strictement cette distinction, on admettra facilement aussi les propositions suivantes :

Le processus inflammatoire de la peau est caractérisé :

a) Par des modifications dans l'appareil vasculaire qui

peuvent aller de la réplétion sanguine des vaisseaux à l'exsudation anormale, et à la transsudation des corpuscules du sang et du liquide sanguin à travers les parois des vaisseaux (hyperhémie et exsudation);

b) Par des déviations consécutives de la nutrition et des déviations de croissance des éléments des tissus (processus inflammatoires parenchymateux, modification de la forme des cellules et prolifération des noyaux des éléments « stationnaires »);

c) Par des modifications dans le système nerveux périphérique, sensitif et moteur (douleur et trouble fonctionnel).

On ne sait pas encore aujourd'hui quel est celui de ces différents phénomènes qui prime les autres. On a vu disparaître successivement les diverses théories (neuropathologique, vasomotrice, etc.), sans que nulle d'entre elles ait pu se maintenir d'une façon durable.

Si donc on se borne à attribuer au processus d'inflammation comme également justifiés les processus vasculaires, parenchymateux et nerveux, et à les présenter comme les résultats de certaines irritations que l'expérience nous a fait connaître, on fera alors abstraction, au point de vue clinique, de la nature et de l'époque de début de cette irritation, qui, malgré de nombreuses recherches, sont restés tout à fait obscurs. Mais il faudra immédiatement se demander : Ce qu'on nomme processus d'inflammation, même si on ne le conçoit pas pathogénétiquement comme un tout, doit-on le considérer au moins comme une entité clinique, facilement délimitable, nettement circonscrite? En aucune manière, la réponse n'est affirmative, et cependant la notion « inflammation » est tout à fait indispensable en pathologie, elle se confond avec elle, elle en est en quelque sorte le soutien « *Rückgrat* », bien qu'il ne soit pas possible de donner actuellement une définition précise du processus et de tracer complètement ses limites.

Mais si, nous plaçant au point de vue clinique, nous considérons à présent les phénomènes ci-dessus comme des caractères positifs de l'inflammation, nous devons y rattacher le commentaire suivant :

a) Chaque processus pathologique qui présente *tous* ces signes caractéristiques est un processus inflammatoire.

b) Il n'est cependant pas nécessaire que tous ces caractères existent ou soient démontrables ; cela est surtout vrai pour ce qui concerne les phénomènes nerveux dont on a assez souvent constaté l'absence dans les inflammations. Les processus parenchymateux peuvent en outre être souvent si faibles et si fugaces qu'ils échappent à l'observation, ou bien ils deviennent stationnaires et se transforment en lésions de tissu d'un caractère particulier, provenant, en réalité, d'une inflammation, mais ne restant plus qu'en rapport étiologique avec elle.

c) Enfin, relativement aux processus vasculaires, le clinicien est autorisé à dire : Il n'y a pas de processus inflammatoire sans altération des parois des vaisseaux (Cohnheim), quoique cette altération puisse n'exister qu'à un faible degré. Il n'est peut-être pas possible de démontrer dans tous les cas une exsudation réelle, libre, mais il faut qu'il y ait un point de départ à cette exsudation, c'est-à-dire une altération des parois vasculaires qui détermine l'exsudation dans les cas typiques.

Il est préférable de désigner ces processus avec Virchow sous le nom de fluxion « *Wallung* », et d'y comprendre toutes ces altérations dans lesquelles, sous l'influence d'une irritation dite inflammatoire — qu'elle soit de provenance externe ou interne, — il est survenu une modification dans la structure de la paroi vasculaire, modification que l'on peut considérer, avec Stricker, comme une régression des éléments des tissus à l'état embryonnaire, et des corps de cellules devenus fixes à l'état d'organismes amœboïdes. Il ne faut donc pas compter au nombre des processus inflammatoires toute congestion des vaisseaux, ni les congestions, ni les stases locales occasionnées par des modifications dans l'appareil circulatoire, par conséquent, aucune variété de stase — si elle n'est pas liée à une altération des parois vasculaires.

Cette altération a pour conséquence soit la migration « *itio in partes* » des corpuscules blancs et leur transsudation à travers les parois vasculaires (et alors on a affaire à un processus inflammatoire arrivé à son summum de développement), soit un état inférieur à ce degré. Dans ce dernier cas, la clinique ou l'expérimentation directe apprennent que c'est la faiblesse quantitative de l'irritation et non une différence qualitative du processus pathologique qu'il faut considérer comme la condition des phénomènes inflammatoires, qui ne sont pas arrivés à leur complet développement. Nous pouvons ainsi établir cette loi que, dans toute hyperhémie provoquée par une irritation inflammatoire, les parois vasculaires se trouvent dans l'état d'altération indiqué ci-dessus, alors même que l'exsudation n'existe, en quelque sorte, que par hypothèse, du fait même du faible degré de l'inflammation.

Tous ces processus, c'est-à-dire toutes les hyperhémies dues à de semblables causes et qui, dans d'autres circonstances, auraient dû entraîner une exsudation inflammatoire, doivent être rangées sous la rubrique d'inflammation ; par contre, il n'y a aucune inflammation réelle purement parenchymateuse, c'est-à-dire évoluant sans fluxion et sans exsudation.

On pourrait peut-être, pour justifier la séparation des hyperhémies d'avec les processus exsudatifs proprement dits, introduits à tort dans la dermatologie par Hebra, admettre des hyperhémies qui ne donnent pas lieu à cette altération inflammatoire des parois des vaisseaux, ni à ces modifications des éléments des tissus. Mais les altérations de cet ordre, comme la rougeur, la cyanose, doivent être uniquement considérées comme des phénomènes physiologiques ou pathologiques liés au degré de congestion d'une partie de l'appareil circulatoire seulement, et non comme des processus inflammatoires de la peau.

Toutes les autres hyperhémies appartiennent aux processus inflammatoires, et ne se distinguent pas par leur nature, mais seulement par leur degré, des processus exsudatifs, puisque l'exsudation et l'altération des éléments des tissus ne se manifestent pas à un degré aussi prononcé. Un érythème traumatique est exactement du même ordre qu'un eczéma traumatique, et le premier aboutit au second. La chaleur solaire produit tantôt un érythème, tantôt un eczéma ; l'huile de moutarde, tantôt un érythème, tantôt un eczéma ou une dermite phlegmoneuse, etc...

Mais il y a encore un point à signaler : dans un processus compliqué comme le constitue toute inflammation, on a affaire, dans bon nombre de cas, à des formes de transition, comme dans tous les processus naturels. Il ne se produit jamais d'inflammation active sans qu'il ne survienne de modifications vasculaires, et *vice versa.* Par conséquent, il ne peut être question que de la prédominance de l'une ou de l'autre forme, et c'est seulement dans ce sens qu'il nous est permis de grouper les processus inflammatoires en général.

Après cette explication générale de la notion de l'inflammation, nous passons à la description du processus inflammatoire sur la peau en particulier.

a. Inflammations superficielles de la peau.

Si l'on provoque sur une partie du tégument une irritation modérée de nature thermique, chimique ou même mécanique, en exposant le cou, par exemple, à l'action des rayons solaires, ou en appliquant de l'huile de moutarde, ou en faisant des frictions rudes avec un linge grossier ; il se produit une altération que l'on désigne sous le nom de fluxion artérielle. La peau paraît plus chaude, elle prend une coloration rouge clair qui disparaît sous la pression du doigt, pour réapparaître immédiatement ; au toucher, elle est plus dure, plus épaisse, plus tendue (turgescente) ; il se produit d'abord de la démangeaison, puis une sensation de brûlure. La production des taches rouge clair tient à ce que la couche supérieure du derme, à laquelle correspondent les dernières ramifications vasculaires sous forme de réseaux fins et d'anses capillaires, ne laisse pas voir les contours de chaque vaisseau, mais des foyers diffus de rougeur, des taches diffuses. Si ces taches occupent des surfaces étendues, on désigne habituellement cette rougeur sous le nom d'érythème; si elles sont disséminées et se présentent en petits foyers, on les désigne sous le nom de roséole.

Cette dernière variété d'hyperhémie n'est souvent qu'une forme de début et se transforme ensuite dans son évolution ultérieure en érythème proprement dit ; l'action irritante se manifestant d'abord au centre artériel d'un véritable petit district vasculaire (auquel appartiennent en général quelques anses vasculaires des papilles) ; et s'il s'agit du centre de la couronne vasculaire d'un follicule, cette rougeur ponctiforme se manifeste en même temps comme une élevure centrale plus foncée, formée par le canal excréteur du follicule.

Si l'hyperhémie s'étend aux rameaux collatéraux, elle atteint aussi les portions du tégument restées indemnes entre les foyers isolés et forme de grandes plaques érythémateuses qui se confondent.

Lorsque cet état a atteint un certain degré, les symptômes diminuent peu à peu et disparaissent, lorsque l'irritation n'a pas duré longtemps ou n'a pas été assez violente ; il ne reste alors aucune trace de l'altération ou tout au plus une desquamation peu accusée.

Cette fluxion artérielle de la peau qui peut être produite aussi par des causes internes, la fièvre, par exemple, correspond exactement aux rougeurs hyperhémiques des muqueuses ; seulement dans ces dernières, dont l'épithélium est plus délicat que l'épiderme, la congestion est moins prononcée, les ramifications des vaisseaux distendus sont plus nettement visibles; en second lieu, le processus est suivi, non d'une desquamation comme dans la peau, mais d'une augmentation de la sécrétion muqueuse, laquelle ne représente également aucune sécrétion glandulaire, mais bien, comme sur le tégument externe, simplement une exfoliation de la couche épithéliale la plus superficielle.

Cette description du premier degré de l'irritation inflammatoire de la peau, de l'érythème fugace, correspond exactement au résultat des expériences parallèles faites sur les animaux.

Si l'on badigeonne l'oreille d'un lapin avec de l'huile de moutarde étendue, il survient, après trois quarts d'heure à une heure et demie, une coloration rouge clair et une élévation de température; on constate, à la loupe, une dilatation modérée des artères, puis également des veines, phénomènes qui disparaissent tous ensemble après un temps qui varie de quelques minutes à une demi-heure et font place à l'état normal. C'est par exception seulement qu'il se produit, outre la rougeur, un peu de tuméfaction des tissus, mais elle disparaît aussi au bout de quelque temps.

La tuméfaction des tissus sert de transition à ces formes déjà un peu plus prononcées de fluxion artérielle dans lesquelles, à la simple congestion sanguine qui disparaît rapidement, s'ajoute un accroissement de la succulence du tissu par pénétration abondante du plasma du sang à travers les parois des vaisseaux; en même temps, on voit un grand nombre de globules blancs mêlés au sérum du sang, de telle sorte que le tissu interstitiel paraît quelquefois complètement rempli de cellules rondes. On est autorisé à désigner cet état sous le nom d'œdème inflammatoire dans le sens indiqué par Cohnheim, car dans l'œdème par simple pression ou ligature il y a issue abondante du sérum du sang et de corpuscules rouges, puis d'hémoglobine, mais seulement d'une faible proportion de corpuscules blancs, tandis qu'on peut facilement démontrer, dans l'œdème par pression, une prolifération inflammatoire des corpuscules fixes et préexistant du tissu conjonctif.

Cet œdème inflammatoire complique la plupart des hyperhémies de la peau à un degré plus ou moins prononcé, en supposant que l'irritation n'ait pas été trop faible ou que son action n'ait pas été trop courte pour provoquer plus qu'un érythème tout à fait éphémère.

Examinons, à présent, ce qui se produit si l'action de l'irritant est plus forte ou plus prolongée : par exemple, si l'on fait des badigeonnages répétés avec l'huile de moutarde :

Cette expérience, telle que l'ont faite Cohnheim, Schede et moi, montre que : tout d'abord il survient, comme dans le cas précédent, avec la simple fluxion, une dilatation des artères, des veines et des capillaires, une accélération du courant sanguin, en même temps de la rougeur, de la tuméfaction et une légère élévation de la température du pavillon de l'oreille, symptômes qui disparaissent au bout de quelque temps. Quelques heures plus tard, on voit réapparaître une teinte rouge clair, de la chaleur, de la tuméfaction, tandis que le courant sanguin devient peu à peu plus lent au voisinage de la région irritée, en même

temps qu'il se produit une stase dans les capillaires
Comme conséquence de cet état, on constate au microscope les phénomènes suivants : points et traînées rouges
sur l'oreille (petites hémorrhagies); enfin, dans quelques
cas, des vésicules qui, si elles se rompent, laissent des
parties dépouillées d'épiderme, et sécrétent un liquide
séreux ou sanguinolent.

A ce moment on aperçoit au microscope une agglomération (en séries) des corpuscules blancs le long de la
paroi des veines ; ce phénomène est spécial au processus
inflammatoire de tous les organes vasculaires ; il est
suivi, outre la transsudation du liquide sanguin, de l'extravasation des corpuscules blancs à travers les parois
des veines et des capillaires et de celle des corpuscules
rouges hors des capillaires.

Or, quels phénomènes voyons-nous survenir sur la peau à
la suite d'expériences parallèles, c'est-à-dire d'irritations
tout à fait inflammatoires, après plusieurs badigeonnages
d'huile de moutarde, de teinture d'arnica, d'huile de croton,
etc.? La congestion des vaisseaux, une teinte rouge clair
diffuse qui disparaît sous la pression du doigt, l'élévation
de la température, du prurit, puis de la douleur ; la tuméfaction et l'épaississement de la peau par un infiltrat liquide
qui recouvre quelquefois — mais non toujours — des ecchymoses consécutives ; enfin diverses modifications cutanées
que les pathologistes ont désignées sous le nom d'efflorescences inflammatoires, *anthèmes inflammatoires (Ent-
zündungsblüthen).*

Sur l'homme vivant, il est impossible d'étudier dans les
tissus les processus qui constituent la base de ces carac-

tères cliniques. Toutefois, les lésions de la peau enflammée que l'on trouve peu de temps après la mort démontrent, en tenant compte des recherches sur l'animal vivant, que le processus est de tous points analogue à celui qui se produit dans les deux cas.

Nous connaissons mieux la période d'exsudation. Dans ce stade, les tissus enflammés au voisinage des vaisseaux (derme proprement dit et surtout sa couche papillaire) sont *(a)* pénétrés par le liquide sanguin transsudé et *(b)* occupés par les hématies et les leucocytes émanés en abondance des parois vasculaires.

Il en résulte, dans le tissu dermique même, un trouble de nutrition qui se traduit par un gonflement du protoplasma des éléments cellulaires du tissu conjonctif ; l'augmentation, la division des noyaux et la segmentation des cellules se manifestent toujours à un degré plus prononcé, et bientôt on constate que le tissu conjonctif péri-vasculaire est envahi par des cellules jeunes à un ou plusieurs noyaux, de forme et de structure différentes, avec ou sans prolongements ; entre elles on trouve des groupes de noyaux libres ou des noyaux isolés, sans que l'on puisse dire avec certitude, dans l'état actuel de nos connaissances, quelle part les corpuscules blancs extravasés prennent à la formation des productions cellulaires et nucléaires, et laquelle revient aux éléments cellulaires « fixes » du tissu conjonctif. Pendant ces processus, le tissu conjonctif fibreux et le tissu élastique restent sans changement essentiel et on ne remarque aucune anomalie apparente, ni dans les glandes sébacées et leurs conduits excréteurs, ni dans le tissu graisseux. Il en est autrement de l'épiderme qui devient le siège d'efflorescences *(anthèmes)* :

1° *Taches et papules.* — A la première modification dans le tissu dermique, à l'hyperhémie, correspond une succulence plus prononcée des cellules de l'épiderme et surtout des cellules inférieures, des plus jeunes, puis du stratum lucidum, de la couche profonde cornée dont les contours cellulaires et les noyaux reparaissent de nouveau très nettement.

Or, tandis que ces altérations s'accentuent dans la couche papillaire, les papilles et ensuite les couches profondes du tissu dermique se remplissent de transsudat inflammatoire et cellulaire, la succulence des éléments de l'épiderme augmente aussi, de telle sorte que le diamètre vertical de ce dernier paraît accru dans son ensemble, la couche cornée est repoussée en haut, et on reconnaît dans le chorion une forte saillie des prolongements interpapillaires épaissis.

Il en résulte que les papilles accrues elles-mêmes par l'exsudat paraissent allongées, sans que toutefois la limite fixe entre l'épiderme et le derme, formée par les cellules inférieures de la couche de Malpighi, semble brisée ni moins nettement accusée.

La légère élévation de niveau, qui est le résultat de ce processus, est en général dissimulée par le changement de coloration qui a lieu en même temps, et on désigne habituellement toute cette modification de la peau sous le nom de *tache*, de *macule*.

On observe ensuite les modifications suivantes : les districts vasculaires ou territoires de la couche papillaire (pourvus chacun d'une artériole), auxquels correspondent aussi des territoires érythémateux propres, sont toujours plus accusés que tel et tel district tuméfié, sur lequel les cellules du réseau de Malpighi se gonflent sans perdre leur dentelure, tandis que leurs noyaux paraissent moins nets ou se divisent (Renaut). C'est ainsi que se développent des élevures en foyer de l'épiderme, qui correspondent à l'infiltration irrégulière du tissu dermique et au soulèvement de l'épiderme ; elles forment alors des papules inflammatoires, des tuméfactions solides de la peau, dont le contenu liquide est encore renfermé dans les éléments cellulaires. Dans le stade papuleux, il n'y a pas de liquide libre, c'est-à-dire d'accumulation notable de sérum, de pus ou de sang entre le derme et l'épiderme ou à l'intérieur de ce dernier.

Si l'irritation qui atteint la peau est modérée, et si le quantum de l'exsudat n'a pas dépassé le pouvoir de réceptivité des éléments de l'épiderme, le processus a atteint son maximum soit avec la tuméfaction hyperhémique diffuse *(tache)*, soit avec la production papuleuse, et l'épiderme revient ensuite peu à peu à l'état normal, car le liquide est résorbé et les éléments épidermiques reviennent à leurs dimensions normales.

2° *Vésicules et pustules.* Si l'intensité du processus exsudatif dans le derme augmente encore, il se produit dans la papule, solide jusqu'à ce moment, un processus que de Basch et moi avons décrit tout d'abord dans la pustule variolique, mais qui est le même pour toutes les productions vésiculeuses et pustuleuses, comme l'ont démontré nos nombreuses recherches personnelles et celles d'autres observateurs.

Voici ce qui se passe :

(*a*). Gonflement et trouble granuleux des cellules du réseau de Malpighi dans les couches inférieures et dissociation des prolongements épineux (prépustulation, Renaut).

(*b*). Formation d'un réseau à mailles, à l'intérieur du sommet épidermique de la papule. A partir du stratum lucidum (c'est-à-dire des couches de cellules les plus jeunes de la couche cornée qui se distinguent par la multiplicité de leurs noyaux et qui forment la limite vers les couches cellulaires de la véritable couche de Malpighi), il se fait une transformation des cellules tuméfiées de la couche épineuse du réseau en éléments transparents, de la forme d'une lentille obliquement posée, limités sur les côtés par d'épaisses colonnes de cellules gonflées, et constituant au centre un réseau de fibres et de ligaments se croisant dans tous les sens, dont les travées sont formées de cellules épithéliales comprimées, aplaties, allongées, soumises à une espèce de transformation fibrineuse (Unna); les mailles de ce réseau sont modérément remplies d'un liquide séreux transparent et de corpuscules de pus (1).

(1) En étudiant les pustules de la variole, Weigert décrit une espèce de dégénérescence cellulaire de la couche épineuse inférieure, qu'il désigne sous le nom de dégénérescence diphthéroïde et qu'il rapporte à des gaines de bactéries qu'il a trouvées dans la peau atteinte de variole ainsi que dans les organes internes des varioleux. On n'a pas observé jusqu'à présent cette altération dans d'autres vésicules ou pustules. Renaut, d'autre part, a décrit, il y a peu de temps, un parasite dans les mailles du réseau de la pustule variolique, lequel consiste en petits globules brillants qui apparaissent d'abord au voisinage du noyau des cellules de la couche de Malpighi. Renaut les considère comme déterminant le boursouflement des cellules qui est la cause occasionnelle de la formation des mailles ; ils seraient tout à fait différents des bactéries de Weigert.

La cavité, ainsi formée à l'intérieur de la papule (1), traversée de travées et remplie de sérum, donne lieu à la vésicule, élevure arrondie, translucide si on la regarde d'en haut, et dont la base est quelquefois entourée d'un cercle rouge hyperhémique ; sa paroi est plus ou moins tendue et présente parfois au centre une dépression moins transparente, plate, un ombilic.

Si l'on perce la vésicule à son sommet, elle ne laisse écouler que quelques gouttes de sérum, parce que les cloisons intermédiaires des mailles empêchent l'ouverture simultanée de l'espace vésiculeux tout entier. Si l'on enlève la totalité de l'enveloppe, on remarque à sa base un dépôt jaune blanc que l'on considérait autrefois comme une pseudomembrane, même comme une substance fibreuse (Gustave Simon) ; mais ce dépôt consiste simplement en fragments trabéculaires et en cellules épidermiques soulevées et transformées en fibrine.

On a prétendu, mais cela n'a pas été suffisamment confirmé, que les éléments de ce réseau étaient formés de cellules migratrices qui, pénétrant du derme dans l'épiderme, s'y seraient transformées.

Tandis que le niveau des papilles de chaque côté de la vésicule est resté le même, le corps de sa partie papillaire, au-dessous de sa partie centrale, paraît ordinairement un peu déprimé, de sorte que la portion épidermique repose comme dans une dépression du derme.

---

(1) Les pathologistes français qui ont étudié ce réseau à mailles et cette cavité, après de Basch et moi, désignent le processus tout entier sous le nom de « transformation cavitaire » (Leloir).

Le processus de la vésicule peut se terminer de trois manières :

(*a*) Par résorption du contenu sans destruction de la paroi.

(*b*) Par rupture des lamelles cornées qui constituent cette paroi, et par issue du sérum, qui se concrète fréquemment en croûtes. Ultérieurement, si l'irritation dermique cesse, une nouvelle couche de cellules cornées occupe la place de celle qui a été éliminée ; si, au contraire, l'irritation continue, les phénomènes précédents se renouvellent jusqu'à sa terminaison. Il reste une surface rouge, déprimée, sécrétant une sérosité abondante, le corps papillaire n'étant plus alors recouvert que d'une couche de cellules cylindriques, et c'est ainsi que se produisent les surfaces excoriées qui persistent après les vésicules, et qui ne se recouvrent que peu à peu d'épiderme nouveau.

(*c*) Enfin par des efflorescences ultérieures qui résultent des vésicules.

Quand l'irritation inflammatoire primitive a été suffisante pour déterminer une extravasation abondante et durable dans le derme et pour le remplir d'un grand nombre de cellules jeunes, le processus dans l'épiderme prend l'aspect suivant : au liquide contenu dans les mailles du tissu se mêlent toujours de plus en plus des éléments cellulaires jeunes qu'il est impossible de distinguer des cellules jeunes entassées dans le derme et parmi lesquelles on peut constater, çà et là, des amas globulaires de cellules et de noyaux, de plus des corps pourvus de prolongements (cellules migratrices, Biesiadecki), enfin des détritus granuleux et des corpuscules graisseux.

On ne désigne plus à ce moment le contenu de l'efflorescence comme séreux, mais comme purulent, quoique, à proprement parler, il ne s'agisse que d'une différence quantitative ; l'efflorescence prend alors le nom de *pustule*.

Cette pustule représente à son complet développement une élevure arrondie, habituellement entourée d'un cercle rouge, jaune paille ou grisâtre, peu ou pas translucide, dont la paroi est en général fortement tendue. On remarque souvent, si on étudie cliniquement la transformation de la vésicule en pustule, que l'ombilic qui avait existé primitivement sur la vésicule a disparu, une fois la pustule formée ; dans d'autres cas, l'ombilic ne survient que juste au moment où le contenu devient purulent.

Au microscope, on peut constater que le réseau à mailles de la pustule, comparé à celui de la vésicule, paraît plus étendu vers les côtés et en bas ; de plus, la couche basale des cellules du réseau de Malpighi paraît, au-dessous de ce réseau, tout aussi remplie de cellules jeunes que la couche papillaire du derme, de telle sorte que la ligne de démarcation entre les deux couches devient peu distincte ou disparaît tout à fait.

3° *Développement ultérieur et régression de la pustule.* Le développement ultérieur du processus est alors différent, suivant le rôle que le derme continue à y jouer. Dans un certain nombre de cas, la masse cellulaire accumulée dans la couche papillaire est résorbée ou transformée en tissu conjonctif normal, sans que la désagrégation granuleuse de ces cellules se manifeste. La désagrégation se limite aux pustules elles-mêmes dont le contenu liquide se dessèche et forme avec la masse cellulaire caséeuse, en désagrégation granuleuse, une croûte brunâtre que la rupture de la couche cornée laisse voir. Mais au-dessous de cette croûte il s'est formé, en partant des cellules latérales saines du réseau de Malpighi (provenant du stratum lucidum?), une nouvelle couche de cellules sous forme d'un bandeau situé entre la masse pustuleuse en voie de transformation croûteuse et le derme, dont les séries supérieures de cellules paraissent sans noyaux et aplaties. Il s'est produit un épiderme nouveau, sur lequel repose la croûte, recouvert par l'enveloppe pustuleuse originelle, par conséquent enfermé comme dans une capsule. Enfin, si l'ancienne enveloppe de la pustule tombe, la croûte sort comme une lentille hors de sa capsule et la pustulation se termine en laissant un épiderme de nouvelle formation, assez déprimé, au-dessous duquel le corps papillaire, revenu à l'état normal, continue de se développer.

Quant à l'ombilic, il appartient aussi bien, comme nous venons de le voir, à la vésicule qu'à la pustule; parfois même on observe une dépression centrale à sa surface dans les premières phases du processus d'exudation et pendant l'existence d'une papule solide apparente.

Cette dépression n'est point occasionnée, comme on le croyait autrefois, par la traction des poils ou par une cause analogue; elle est le résultat d'une disproportion entre l'espace fribrillaire du réseau à mailles de l'efflorescence et le quantum trop faible du liquide exsudatif qui est arrivé dans le réseau. Cet ombilic, que de Basch et moi avons appelé ombilic primaire, disparaît par conséquent souvent aussi dès qu'il survient une forte tension due à la réplétion du liquide contenu dans l'efflorescence;

il peut en outre se produire quand l'enveloppe est fortement tendue, par conséquent là, où il n'existe pas d'ombilic, il suffit de faire une piqûre qui donne issue à une
faible quantité de liquide.

Mais l'ombilic peut se former d'une autre manière
au début de la dessiccation de la pustule, et pour la même
raison que la première, c'est-à-dire par la disproportion
entre la cavité de la pustule et le contenu qui se
résorbe et se dessèche. On a surtout observé ces ombilics
secondaires dans les pustules varioliques à la période de
décrustation et dans les affections pustuleuses de la peau
décrites sous les noms d'impétigo et d'ecthyma.

Examinons maintenant les cas dans lesquels le trouble
de nutrition est plus actif et plus durable, dans lesquels
la partie la plus supérieure du derme est aussi envahie
par les altérations morbides. Dans ces cas, il survient
une fonte, une désagrégation granuleuse, une dégénérescence graisseuse de la masse des cellules et des abcès,
non seulement dans la partie de la pustule qui appartient à l'épiderme, mais encore dans la couche papillaire
sous-jacente, souvent même jusque dans la profondeur du
derme ; la cavité de l'abcès s'étend, en détruisant la ligne
de démarcation entre l'épiderme et le derme, depuis
l'enveloppe de la pustule jusque dans le derme, elle produit là une perte de substance, un ulcère, et donne naissance à un tissu conjonctif cicatriciel sous forme de
traînées sur lesquelles s'est développé un épiderme de nouvelle formation, délicat, ayant son point de départ dans les
couches épidermiques latérales. C'est ainsi que se forme
la cicatrice qui reste après des pustules profondes ; elle

est composée d'un tissu dermique, dense, sans papilles et lisse sous un léger épiderme.

Ce mode de cicatrisation peut apparaître comme terminaison de la pustulation dans les inflammations en foyer les plus différentes, pourvu qu'elles soient assez profondes ; dans la variole ainsi que dans les affections pustuleuses, autour des follicules pileux (acné, sycosis), dans les productions pustuleuses syphilitiques, etc...

Inflammation superficielle et catarrhe de la peau. Nous avons déjà vu que l'inflammation superficielle de la peau évolue en général de la même manière que celle des muqueuses ; une étude comparative plus attentive de ces deux processus confirme cette hypothèse, pourvu que l'on tienne suffisamment compte des différences de structure des deux expansions cutanées qui souvent passent l'une dans l'autre. C'est ainsi que, sur des parties très minces de la peau, par exemple, dans les régions où le tégument externe se transforme en muqueuse (au rectum, aux grandes lèvres, au gland, etc.), l'hyperhémie se traduit par une rougeur presque diffuse, comme dans les véritables muqueuses, et la desquamation est remplacée dans ces points, sans transition appréciable, par l'augmentation de la sécrétion muqueuse. On doit considérer les deux processus comme la simple exagération de deux processus physiologiques, de la formation cornée et de la formation muqueuse.

Le développement de l'épiderme étant troublé, les noyaux des cellules de Malpighi s'atrophient par suite du grossissement des corpuscules granuleux (ce qui n'a jamais lieu dans la kératinisation physiologique, Renaut).

Avec la desquamation, le premier processus remplace le deuxième ; un certain nombre de noyaux cellulaires s'atrophient au lieu de former de la kératine, perdant alors la résistance propre à cette dernière, et les cellules ainsi malades sont éliminées dans un état imparfait : la peau se desquame. La couche la plus superficielle de l'épiderme tombe toujours ; c'est une élimination morbide, quand elle a lieu avant la terminaison du processus de kératinisation des cellules épidermiques.

La sécrétion muqueuse normale qui s'opère sur les muqueuses ne représente qu'une élimination des couches les plus superficielles de l'épithélium, modifiées d'une manière spéciale (contenant alors de la mucine), qui coïncide de toute évidence, physiologiquement mais non chimiquement, avec la kératinisation et la chute des lamelles de la couche cornée sur le tégument externe, c'est-à-dire avec l'élimination des couches superficielles de l'épiderme, modifiées dans leur nature d'une manière particulière (transformées en tissu corné). Il s'agit certainement aussi dans les maladies des muqueuses d'un trouble dans la formation de la mucine, ainsi que d'une chute prématurée des cellules de la couche épithéliale, qui n'ont pas encore atteint leur développement complet.

On désigne, comme on le sait, sous le nom de catarrhe de la muqueuse, toute augmentation de la sécrétion muqueuse liée à une fluxion, provoquée par irritation inflammatoire ; on en admet plusieurs degrés, selon que l'élimination des cellules épithéliales contenant de la mucine se fait seulement avec sécrétion de liquide séreux, ou qu'il y a en même temps une abondante suppuration indiquant que le stroma muqueux est plus fortement atteint (catarrhe purulent). Toutefois ce catarrhe n'est pas une simple hyper-sécrétion de mucus dans les cellules épithéliales ou une transformation en masse de la substance intercellulaire collagène et chondrogène du tissu conjonctif en matière muqueuse. La partie essentielle du catarrhe consiste en un écoulement plus abondant du sérum du sang, mêlé à des éléments plus ou moins cellulaires ; cet écoulement se fait des vaisseaux hyperhémiés dans le tissu. La sécrétion catarrhale ne contient pas nécessairement une plus grande quantité de mucine, mais bien une forte proportion de li-quide séreux dans lequel la matière muqueuse apparaît dissoute.

Il se peut que la sécrétion abondante de ce sérum donne lieu à la formation de grosses gouttes de mucus à l'intérieur des cellules épithéliales, lesquelles rompent le protoplasma de la cellule et en sortent ; le processus peut s'observer au microscope par l'addition d'une grande quan-tité d'eau ; c'est là un fait qu'on a assez souvent constaté (Rindfleisch). C'est surtout au début du processus catar-rhal que les choses doivent se passer ainsi. Dans tous les cas, le fait essentiel du catarrhe de la muqueuse n'est pas une augmentation de la sécrétion muqueuse, mais un accroissement de l'exsudation séro-purulente à la surface.

Ceci m'autorise aussi à désigner sous le nom de *der-mite catharrale*, ou plus brièvement sous celui de catarrhe de la peau, le processus analogue qui se développe sur le tégument externe, bien qu'il ne s'agisse pas ici d'une augmentation de la sécrétion muqueuse, puisque les conditions essentielles, l'évolution et les causes des deux processus, coïncident complètement.

D'autre part, il survient aussi sur les muqueuses, et à la suite de violentes irritations, des efflorescences analogues à celles qu'on observe sur le tégument externe, principalement dans les régions recouvertes d'un épithélium pavimenteux stratifié, par conséquent au niveau de tous les orifices muqueux, au col de l'utérus, au gland, à l'entrée de la cavité buccale. Là aussi on voit souvent apparaître des vésicules transparentes, plus ou moins volumineuses, des érosions ou même des ulcérations superficielles en suppuration qui leur succèdent.

Dans ces circonstances, il faut évidemment se demander si, sur la peau, il n'existe aucune forme d'inflammation cutanée superficielle, qui, non seulement comme cela a déjà été démontré ci-dessus, évolue anatomiquement et physiologiquement d'une manière analogue aux inflammations superficielles de la muqueuse, mais se rapproche aussi cliniquement du catarrhe de la muqueuse. Cette parenté clinique aurait pour expression une marche de la maladie qui présenterait le caractère d'un processus diffus et cela d'une manière aussi évidente, du moins pendant une certaine période, que le catarrhe de la muqueuse ; comme ce dernier, il serait la réponse que ferait la périphérie extrême de l'organisme à des demandes (excitations à l'inflammation) provenant soit du dehors, soit de l'intérieur. Le processus morbide développé sur le tégument externe, que nous désignons sous le nom d'*eczéma*, remplit complètement ces conditions.

On peut encore se demander si l'anatomie pathologique

de l'eczéma vient à l'appui de cette manière de voir, c'est-à-dire si l'eczéma représente en réalité la forme typique de l'inflammation cutanée superficielle diffuse, comme le catarrhe représente celle des muqueuses ?

Il en est réellement ainsi : le processus est histologiquement identique dans les deux cas : hyperhémie avec congestion des vaisseaux de la couche papillaire, c'est-à-dire de la couche muqueuse supérieure, puis tuméfaction œdémateuse et infiltration du tissu fondamental par des jeunes cellules d'exsudat ; tuméfaction correspondante de l'épithélium avec ses états consécutifs comme ils sont produits, soit par la maladie des cellules épithéliales elles-mêmes, soit par l'entrée d'un liquide séreux, soit par l'entrée de cellules véritables, jeunes, de tissu conjonctif et de pus, dans la couche épithéliale ; enfin, dans les cas légers, desquamation plus prononcée, persistant après la cicatrisation complète des érosions, c'est-à-dire sécrétion muqueuse plus abondante, et puis retour à l'état normal.

A la suite d'irritations plus fortes ou plus prolongées, on voit, par contre, survenir ces états chroniques qui, comme l'épaississement du tissu fondamental et l'hypertrophie du tissu conjonctif, avec leurs états consécutifs et ultérieurs non seulement sur la muqueuse, mais aussi sur la peau, caractérisent le catarrhe chronique de la muqueuse et l'eczéma chronique. L'examen histologique de la peau eczémateuse n'enseigne par conséquent rien de plus que celui des catarrhes de la muqueuse, en tenant naturellement compte des différences de structure de chaque couche de tissu des deux organes, surtout de la différence déjà indiquée des couches épithéliales et de la distribution des glandes et de leurs conduits excréteurs.

L'examen anatomique des efflorescences eczémateuses donne des résultats identiques à ceux que nous avons décrits lors de l'examen des efflorescences analogues dans les inflammations de la peau en général. Il est donc superflu, et cela peut dérouter les commençants, de répéter dans les traités classiques, les descriptions histologiques détaillées et les lésions du processus eczémateux de telle ou telle période et de telle ou telle région de la peau, et d'insister sur des détails tout à fait insignifiants, comme, par exemple, les infiltrats cellulaires autour des cellules adipeuses, pour en faire des dessins graphiques séparés.

Je dois cependant mentionner ici l'examen histologique que Gaucher (1) a fait récemment dans un cas d'eczéma généralisé de longue durée et dont les résultats ont été résumés de la manière suivante par l'auteur :

1° Congestion des vaisseaux papillaires et infiltration du derme avec cellules embryonnaires.

2° Transformation vésiculeuse des cellules du réseau de Malpighi avec disparition complète des noyaux « gonflement hydropique des cellules », de certains histologistes allemands et destruction complète des cellules malpighiennes du centre dans quelques colonnes interpapillaires.

3° Décollement partiel de l'épiderme que l'on ne peut pas rapporter à la préparation et que l'on n'observe pas dans les coupes de peau normale.

4° Dans l'eczéma de la langue, transformation vésicu

(1) Annales de Derm. 1881.

leuse des cellules malpighiennes ; de plus, exulcérations nombreuses (évidemment des débris d'efflorescences).

Le premier point est tout à fait identique à ce que l'on observe dans l'inflammation de la peau.

Le troisième correspond à l'état clinique du cas observé par Gaucher, à une tuméfaction œdémateuse assez homogène de l'épiderme ayant persisté longtemps (un mois, jusqu'à la mort par épuisement). Il en est de même pour le quatrième point.

Mais relativement au deuxième point, de nouvelles recherches seraient encore nécessaires pour savoir d'une manière positive, si l'état ci-dessus n'est pas identique à celui décrit par Renaut dans la variole comme prépustulation, état caractérisé par le gonflement des cellules dans la profondeur de la couche épineuse avec obscurcissement des noyaux et trouble du contenu de la cellule. La destruction des cellules centrales décrite accessoirement par Gaucher dans quelques colonnes interpapillaires, a été déjà observée il y a longtemps par de Basch et par moi, et relatée dans notre travail sur l'anatomie du processus de la variole (1863) : « Çà et là on remarque, entre les cellules de la base des vésicules, un... réseau extrêmement délicat, qui ne devient visible que lorsqu'il n'est pas coloré en rouge par le carmin comme les cellules. Ce réseau est, en tout cas, un reste des cellules rétractées en voie de destruction. Ces cellules de la base de la pustule s'étendent, ainsi que le réseau normal de Malpighi, plus ou moins entre les papilles du derme. »

Peut-être les choses se passent-elles comme il suit : la transformation vésiculeuse des cellules et leur destruction

se rencontrent moins facilement dans la véritable pustule,
parce qu'elle est recouverte, comme d'un réseau à mailles,
par la métamorphose progressive des cellules épidermiques à l'intérieur de l'efflorescence ; mais on les observe
nettement dans la peau entre les pustules ou sur sa surface, dans le cas où, au lieu de foyers purulents circonscrits, il survient seulement une tuméfaction et une exsudation inflammatoires diffuses, comme cela se produit
parfois dans les processus inflammatoires superficiels de
la peau.

Avant de quitter les inflammations superficielles de la
peau, il faut encore dire quelques mots sur les particularités que présentent quelques formes d'efflorescences, en
premier lieu les plaques ortiées qui sont certainement
du domaine de l'inflammation. Elles n'offent anatomiquement — comme cela résulte des plus récentes recherches de Renaut et de Vidal (1) — pas d'autres lésions
que l'aspect bien connu de l'inflammation à ses premières
périodes, c'est-à-dire de l'hyperhémie et de l'œdème
inflammatoire. Rappelons seulement que, dans l'urticaire,
l'œdème joue un rôle essentiellement prépondérant et
qu'il se développe évidemment par contraction dans quelques districts vasculaires avec paralysie des autres districts, par conséquent sous forme d'un œdème angionerveux.
Ces conditions seules exercent une influence essentielle sur
la présence des plaques ortiées, comparativement aux taches
et aux papules inflammatoires, et sur l'apparition de par-

(1) Renaut, Manuel d'histol. pathol. de Cornil et Ranvier.
Article : Anat. path. de la peau. — Vidal, Ann. de Dermatologie,
n° 3, 1880.

ties alternativement pâles et rouges accompagnées de tuméfactions œdémateuses (plaques ortiées). La disparition de ces plaques, en général sans résidus ou sans conséquences ultérieures, démontre qu'il ne s'agit toujours, dans ces cas, que d'un degré léger de fluxion inflammatoire. Ajoutons immédiatement que les plaques ortiées, c'est-à-dire la contraction accessoire qui les occasionne, peuvent survenir dans les inflammations de la peau, quelles que soient leur espèce et leur origine ; ce point sera mis plus en évidence dans la suite.

Signalons encore l'état histologique dans certaines formes papuleuses et même pustuleuses qui proviennent des follicules ou mieux du tissu qui les entoure : telles sont les efflorescences inflammatoires de l'acné et du sycosis.

Dans l'acné et dans le sycosis il y a, comme l'enseignent les dernières recherches, chaque fois périfolliculite (dilatation des vaisseaux et infiltration de cellules du derme, au voisinage des glandes sébacées, c'est-à-dire du follicule pileux) et tuméfaction des cellules épidermiques, avec prolongement des épines et apparition de cellules migratrices dans le réseau (Barthélemy (1). Mais en outre on a noté la présence d'inflammation et d'abcès à l'intérieur des follicules glandulaires, et tous les observateurs ont décrit une atrophie des gaines du poil avec chute du poil. Barthélemy a encore appelé l'attention sur des corps en forme d'oignons dans l'épiderme (coupes des conduits excréteurs des follicules pileux atrophiés).

La différence des opinions tient à ce que les uns (Kœbner)

____

(1) Ann. de Dermat. 1881.

ont considéré, dans le sycosis, le processus central (folliculite de la barbe) comme primaire ; les autres (Robinson) (1) ont fait débuter la lésion par la périfolliculite, l'atrophie dans l'intérieur du follicule pileux étant secondaire; tandis que Kaposi place le point de départ de l'acné et du sycosis à l'intérieur du follicule pileux.

Mes recherches sur l'acné et le sycosis me font croire que, dans les deux processus, l'irritation morbide peut s'exercer d'une double façon : premièrement, l'irritation débute dans la couronne vasculaire péri-glandulaire, de sorte qu'il se produit de prime abord une périfolliculite qui évolue comme telle, avec formation de papules ou même d'abcès. On doit revendiquer cette forme de développement pour l'acné provoquée par certains médicaments (par exemple l'iode) qui certainement circulent dans le sang.

Ou bien l'irritation part de l'intérieur des glandes ou des follicules pileux ; alors un processus morbide de croissance (sécrétion), de nature mécanique ou autre (parasitaire), développé dans les cellules d'enchyme des glandes sébacées ou dans les gaines de la racine des poils, constitue le début. Dans l'acné viennent ensuite l'oblitération du conduit excréteur (formation de comédon), la production d'abcès à l'intérieur des glandes (comme on le sait, on fait souvent sortir par la pression une gouttelette de pus au-dessous d'un bouchon de comédon sans que l'on puisse constater encore une périfolliculite ou seulement une tuméfaction du corps de la glande) et enfin une périfolliculite.

Le processus est évidemment analogue aux anomalies

---

(1) New-York, *med. Journ.*, 1879.

de sécrétion des glandes cérumineuses et des glandes sudoripares ainsi qu'aux anomalies de kératinisation de l'épiderme dans la continuité.

Dans le sycosis, la destruction de la tige du poil peut être consécutive à cette lésion des gaines de la racine, d'autre part le processus peut progresser vers l'extérieur dans la portion conjonctive du follicule pileux et y déterminer une périfolliculite. Dans ce cas, par conséquent, la périfolliculite est un processus secondaire. Il ne sera pas possible de séparer ces dernières formes (variétés de rétention, Virchow) des formes purement inflammatoires, parce qu'il existe toujours des transitions ; mais il faudra insister sur l'étiologie dans chaque cas ; il en sera de même pour le traitement.

(b) Inflammations de la peau à marche profonde.

Dans les inflammations de la peau il ne s'agit pas de l'action des causes irritantes qui diffèrent essentiellement de celles qui produisent des érythèmes, des eczémas, etc... mais seulement d'un point d'attaque plus profondément placé ou s'étendant jusque dans la région des gros troncs vasculaires du derme, par conséquent d'une concentration plus énergique ou de l'influence plus prolongée de la matière irritante, ou des deux en même temps.

Examinons attentivement, par exemple, pour rendre claire la différence, l'action qu'exercent d'un côté une température anormale et de l'autre des animaux parasites selon qu'ils agissent avec plus ou moins d'intensité, et en second lieu suivant qu'ils exercent leur influence sur la peau saine ou sur le tégument externe qui a été altéré dans sa nutrition et sa circulation.

Nous trouverons qu'une élévation modérée de température, produite par exemple par la chaleur du soleil, dans un climat tempéré, agissant directement sur la peau de la nuque, produit un érythème, qui parfois arrive à déterminer des efflorescences (papules, vésicules) et même une excoriation superficielle de la peau, mais qui se termine par la formation d'une nouvelle couche cornée sur le derme intact. Ce processus correspond évidemment à celui que nous désignons sous le nom d'érythème et d'eczéma, bref, de dermite superficielle. Mais si on fait intervenir la chaleur à un degré plus élevé ou par l'intermédiaire d'un agent qui séjourne plus longtemps sur les mêmes régions de la peau, par exemple de l'eau, il en résulte la destruction de la couche cornée, une stase incomplète de la circulation dans le derme par agglomération du contenu des vaisseaux. Enfin, si l'action est tellement énergique qu'il ne se produise plus du tout de phénomènes de fluxion, mais immédiatement une nécrose des tissus, on observe la destruction du corps papillaire, de la totalité du derme jusque dans le tissu conjonctif sous-cutané, c'est-à-dire des effets analogues à ceux que l'on rencontre dans les trois degrés des brûlures. Suivant l'intensité des différents irritants thermiques on voit apparaître sur le tégument externe des processus inflammatoires, tantôt superficiels, tantôt profonds. Il en est exactement de même de l'influence des animaux parasites sur la peau que nous avons choisie comme deuxième exemple.

Les érosions qui sont occasionnées par des poux (ento-moses) ou par des acares (acarinoses) peuvent être désignées comme des inflammations superficielles de la peau, quoique nous sachions parfaitement que la lésion de continuité seule produite par l'animal ne suffit pas pour provoquer un état inflammatoire de la peau ; sans cela toute piqûre d'épingle devrait produire le même effet qu'une piqûre de puce, qui, elle, détermine toujours une aréole irritative à la périphérie. Il s'agit donc bien — soit dit en passant — même dans les stigmatoses (j'appelle ainsi les inflammations superficielles de la peau produites par érosion) évidemment de l'introduction sous la couche cornée de l'épiderme d'une substance irritante provenant de l'organisme d'un animal parasite. Si l'irritation s'exerce plus profondément, elle détermine encore une action analogue, cependant sous forme d'inflammation plus profonde (phlegmons) : furoncles, anthrax, boutons d'Alep et de Biskra, etc... Ces processus morbides se produisent dans le tissu conjonctif cutané et sous-cutané dans tous les cas où une irritation violente, agissant sur un point, arrive de l'extérieur jusque dans la profondeur, par exemple par une piqûre de puce, d'œstre, de filaire de Médine (dragoneau), où bien là où le point d'attaque direct d'une cause nocive interne s'exerce comme il vient d'être dit et à une profondeur correspondante.

Si nous envisageons l'anatomie pathologique de ces processus, nous trouvons que dans les brûlures les phénomènes inflammatoires cèdent d'autant plus le pas aux processus nécrobiotiques, que la brûlure a agi plus profondément. Aussi longtemps cependant qu'il n'y a aucune mortification du derme, on observe les symptômes inflammatoires suivants :

Rougeur, tuméfaction œdémateuse et gonflement du tissu dermique par des corpuscules d'exsudat comme dans les eczémas, tandis que l'épiderme ne représente régulièrement qu'une couche mortifiée, soudée, soulevée par les papilles ou remplie, ainsi que le corps papillaire, de cellules et de noyaux réunis en grand nombre, sans limite inférieure distincte. Parfois on voit les orifices de gros troncs vasculaires isolés, engainés par des cellules jeunes, remplis d'un contenu noirâtre, compact, comme brûlé, tandis que d'autres vaisseaux ont leur orifice encore distinct. Dans les brûlures du troisième degré, on ne voit ni cellules d'exsudat, ni congestion séreuse du tissu ; mais le derme tout entier et le tissu sous-cutané paraissent traversés de cordons noirâtres, durs, entre lesquels apparaissent, au microscope, les mailles dures du réseau primitif de tissu conjonctif, qui contiennent des masses granuleuses de tissu graisseux en désagrégation et d'autres détritus.

Les lésions anatomiques dans les phlegmons en foyers : furoncle, anthrax, boutons d'Alep et de Biskra, comme dans la pustule maligne, peuvent se résumer par les états suivants du furoncle :

Sur la coupe verticale d'un furoncle croûteux de la grosseur d'un pois, de la région du cou chez un diabétique atteint de furonculose, l'épiderme était transformé en une masse opaque, se détachant facilement, sous laquelle on voyait un amas, en apparence dépourvu de structure, composé de détritus granuleux, de débris de fibres élastiques et de gouttelettes de graisse. Cet amas occupait la place du corps papillaire primitif ; au-dessous, il existait un tissu réticulé à surface unie vers le haut, traversé de corpuscules d'exsudat, formé de travées de tissu conjonctif et de fibres élastiques. Les glandes et les pelotons des glandes sudoripares étaient intacts dans la profondeur, mais couverts en partie, comme les petites grappes de graisse, par l'infiltration de cellules.

Laveran a observé une disposition analogue dans le bouton de Biskra.

J'évite d'entrer ici dans la description de ces accumulations de microbes que de nouveaux observateurs (Hueter, Pasteur, Lœwenberg (1), Vandyke Carter) ont trouvées dans les vaisseaux lymphatiques du bouton de Biskra, tant qu'on n'aura pas des renseignements suffisants sur la réussite des essais de culture, et tant que les descriptions ne concorderont pas davantage.

Troubles inflammatoires de nutrition de la peau dans leurs rapports avec la stase lymphatico-veineuse. Inflammation chronique de la peau. Terminaisons de l'inflammation cutanée.

Nous avons jusqu'à présent étudié le développement complet et les caractères essentiels des processus inflammatoires de la peau jusqu'à ce qu'ils soient arrivés à leur apogée.

(1) Dans certains cas de furonculose chez les individus atteints de furoncles.

Actuellement nous avons à montrer que, dans l'évolution ultérieure des inflammations cutanées superficielles et profondes, il peut se produire certaines altérations dans le tissu même, qui modifient d'une manière essentielle les rapports du reflux sanguin, de l'absorption lymphatique et du courant de la lymphe dans la peau malade. Ces états peuvent naître sous l'influence de conditions générales ayant leur siège dans les échanges nutritifs ; ils peuvent être occasionnés seulement par le processus inflammatoire dans la peau et s'y rattachent directement. Ce cas est précisément celui qui se présente maintenant. Néanmoins, il faut aussi dire un mot du premier.

Il peut être provoqué par un trouble fonctionnel ou anatomique de la circulation, qui survient, soit dans les maladies du cœur, soit dans la faiblesse des échanges nutritifs occasionnée par quelque autre cause, soit dans les cachexies par dyscrasies, en un mot dans tous les processus qui tiennent à une diminution de l'énergie du mouvement circulatoire ou à un trouble fonctionnel des vaisseaux. Mais ces mêmes causes peuvent exercer une influence analogue dans certaines conditions, seulement sur des systèmes déterminés, ou sur des régions particulières qui y sont spécialement prédisposées par leur plus grand éloignement du cœur ou par la disposition défavorable de leurs réseaux veineux et lymphatique, peut-être aussi par leur innervation locale.

Comme exemple pour les derniers cas, il faut citer les stases bien connues des extrémités inférieures chez les femmes qui ont eu plusieurs accouchements ou de la paroi abdominale dans ces troubles de la circulation de la veine-porte ou bien encore l'état que l'on a décrit à la face sous le nom d'acné rosée, etc.

Il nous reste à signaler comme phénomène consécutif de cette nature le trouble local de circulation lié aux inflammations cutanées superficielles ou profondes, lequel forme la transition aux inflammations dites chroniques de la peau.

Nous avons enfin à nous occuper essentiellement de deux états : soit d'une stase veineuse préexistante, soit d'une hyperhémie passive provoquée par une inflammation aiguë de la peau. Nous pouvons maintenant — et ce sera préférable pour nos explications — rapprocher encore ces deux états, si nous supposons qu'une fluxion active s'ajoute à ce trouble préexistant, qu'une irritation inflammatoire agisse sur un point de la peau atteint d'hyperhémie passive. Dans les deux cas, la différence se trouve évidemment dans la question de priorité.

Élucidons maintenant les points suivants :

1º Que détermine la stase veineuse en elle-même et quel rapport a-t-elle avec l'inflammation de la peau ?

2º Quels résultats produit la combinaison des deux causes dans l'une ou l'autre série de priorité ?

Les expériences sur la stase, que Cohnheim a entreprises sur les membranes natatoires et la langue des grenouilles, et que j'ai répétées sur l'oreille des lapins, ainsi que sur l'homme par l'application de ligatures, ont démontré que l'arrêt incomplet du reflux veineux détermine toujours régulièrement une diminution dans la vitesse du courant et le refroidissement de la partie située au-dessous de la ligature, puis la transsudation de sérum décoloré ou (chez l'homme) teint par la matière colorante du sang et enfin, à la suite de l'accumulation des corpuscules rouges dans les capillaires, leur sortie à travers les parois des capillaires et des petites veines, qu'il est possible de reconnaître à des extravasats punctiformes abondants, rouge foncé, le plus souvent au voisinage de la ligature. Sur la peau du bras, voici comment les choses se passent :

L'arrêt incomplet de la circulation par ligature des veines se transmet peu à peu de ce point aux différents districts capillaires de la peau, mais d'une façon non homogène, et une cyanose en est le résultat.

Si la stase persiste quelque temps, le plasma du sang sort alors par la paroi des capillaires, peut-être aussi des petites veines, mais tout d'abord en très petite quantité, de sorte que le volume du membre n'est pas sensiblement augmenté ; toutefois la succulence du tissu paraît accrue. Alors commence la diapédèse ; il se produit des hémorrhagies miliaires, nombreuses surtout au voisinage de la ligature. D'après ce qui se passe sur la grenouille et le lapin, nous n'avons pas lieu de supposer que des fissures surviennent dans les parois des vaisseaux capillaires.

Mais tout autour de ces ecchymoses, le plasma qui sort en même temps des vaisseaux sanguins — ou qui en est déjà sorti auparavant — prend une teinte rougeâtre, beaucoup plus marquée dans la peau humaine que dans l'oreille du lapin ou même chez les animaux à sang froid.

Les taches rouge cinabre qui se produisent de cette manière au-dessous d'une ligature placée pendant quelque temps, proviennent, comme je l'ai démontré, du mélange de l'hémoglobine au plasma du sang et forment la transition de la transsudation séreuse à la sortie de corpuscules rouges en substance, laquelle se produit réellement dans ces taches. En attendant on observe en outre des taches blanches, qui sont évidemment occasionnées par la congestion irrégulière des districts de vaisseaux capillaires par du sang, à la suite de la stase incomplète du reflux veineux.

Tels sont les phénomènes que produisent sur la peau la ligature des veines ou la stase et dans l'espace de peu de minutes après l'application de l'obstacle. Si l'on enlève cet obstacle au bout de peu de temps, on voit disparaître toutes les conséquences de la stase, l'œdème et la cyanose ; les taches rouge cinabre disparaissent ensuite ainsi que les taches blanches, et il ne reste que les ecchymoses qui s'effacent peu à peu par résorption.

Mais qu'arrive-t-il si la stase dure plus longtemps ?

L'expérimentation chez l'homme ne peut naturellement pas dépasser certaines limites ; mais nous sommes à cet égard suffisamment éclairés par les expériences sur les animaux et par des processus morbides sur l'homme.

L'expérimentation sur les membranes natatoires des grenouilles et l'oreille des lapins a démontré que l'arrêt de la circulation veineuse, (a) si elle est trop longtemps continuée et ne cesse pas, a pour conséquence la cessation de la circulation et la nécrose ; (b) quand elle est continuée longtemps, et cependant supprimée avant que la nécrose soit survenue, elle détermine une inflammation aiguë ; mais la stase ne se transforme pas en inflammation, elle agit comme une irritation inflammatoire plus forte semblable aux autres irritations ; (c) si on la fait cesser de bonne heure, on ne constate que l'œdème dont il a été question ci-dessus et une cyanose passagère, peut-être aussi çà et là quelques ecchymoses.

Mes recherches ont en outre démontré que l'on trouve dans le liquide de l'œdème, qui s'accumule dans le tissu de l'oreille des lapins, des cellules de tissu conjonctif en prolifération abondante, qui ne paraissent pas provenir des vaisseaux, puisqu'on n'observe jamais dans ces vaisseaux, par le fait de la stase, des corpuscules blancs le long de leurs parois, comme dans les cas où il existe de l'inflammation ; il n'est donc pas probable que les corpuscules blancs sortent à travers les parois des vaisseaux, mais bien que des corpuscules rouges s'accumulent et sortent, comme il a déjà été dit ci-dessus.

Quant aux conséquences de la stase veineuse chez l'homme et à ses rapports avec l'inflammation, les résultats cliniques sont semblables à ceux qu'on observe chez les animaux. La stase veineuse dans un district limité, qu'elle soit occasionnée expérimentalement ou qu'elle survienne spontanément, entraîne, d'après ce qui précède, la cyanose, l'œdème, l'issue de la matière colorante du sang et de corpuscules rouges, mais non des corpuscules blancs ; elle n'a donc rien de commun avec la modification inflammatoire dans les parois des vaisseaux. Mais elle peut, tout comme chez les animaux, quand elle dure un certain temps et qu'elle s'arrête ensuite, amener de l'inflammation.

L'expérience fournit ici la preuve que quelque temps après l'enlèvement d'une ligature incomplète des veines, il se produit de nouveau subitement de la rougeur du bras et en même temps une élévation de température ; donc, tout au moins des phénomènes légers d'inflammation.

Le processus que je viens d'indiquer est cependant moins important pour la peau qu'une stase incomplète qui persiste longtemps, comme on le remarque dans les états cachectiques généraux et dans les circulations locales défavorables.

Ici mes expériences sur les animaux et sur l'homme nous ont appris, que les phénomènes purement inflammatoires, qui déterminent des irritations extérieures dans ces conditions sont d'ordinaire moins prononcés. D'autre part, la suppuration s'y fait plus lentement, mais par contre, l'extravasation d'un liquide séreux ou sanguin, ainsi que la production d'ecchymoses spontanées sont plus fréquentes. De plus, nous avons observé dans ce cas que les granulations inflammatoires surviennent plus difficilement, que le tissu ne présente pas une coloration rouge clair, disparaissent sous la pression du doigt, mais bien une infiltration livide et des tâches bleu foncé qui ne peuvent disparaître complètement par la pression et dans lesquelles l'élévation de température est moins nettement marquée ; mais enfin que le processus inflammatoire se termine rapidement par nécrose.

C'est ainsi que se produit par exemple l'ecthyma ; on observe également ces phénomènes dans l'acné rosée, dans les ulcères variqueux (ulcères des jambes), développés sur un tissu analogue, dans l'eczéma variqueux et en général dans toutes les affections de la peau qui surviennent chez des malades à lésions cardiaques non compensées, atteints de cachexie générale, etc.

Les phénomènes inflammatoires sont donc en général

masqués par une stase incomplète ; ils se manifestent moins nettement, moins vivement et moins rapidement.

Par contre, l'expérience enseigne que, dans l'inflammation déjà existante, une stase veineuse consécutive est suivie des symptômes propres à la cyanose, à savoir : l'œdème, l'issue de la matière colorante du sang et les ecchymoses, qui apparaissent d'autant plus nettement que la modification inflammatoire a été plus forte. C'est ce que montrent les expériences sur l'oreille des lapins, ainsi que les observations sur les individus qui ont été atteints de rougeole, de scarlatine, de variole, etc.

Il résulte des expériences de ligature que j'ai instituées chez ces malades que les taches rouge cinabre paraissent autour des ecchymoses, et avec la teinte la plus foncée, principalement dans les points où l'érythème le plus intense, c'est-à-dire la plus forte dilatation des vaisseaux, a son siège : dans la rougeole, elles paraissent régulièrement sur toute l'étendue des taches, au moment de l'acmé du processus ; dans la variole, sur les aréoles rouge clair, autour des pustules ou sur l'érythème prodromique ; elles surviennent, dans les ecchymoses, à la base des efflorescences jusque dans la profondeur du derme, mais jamais dans les efflorescences elles-mêmes qui semblent recevoir à peine un peu plus de sérum (mais jamais plus de pus). Les pustules dans la variole hémorrhagique restent libres, tandis que le tissu intermédiaire est traversé, après quelques secondes de ligature, d'ecchymoses si prononcées que le bras paraît souvent d'un noir bleuâtre.

De ce fait, ainsi que des expériences sur les grenouilles et les lapins, il résulte que, dans les inflammations modérées,

la stase incomplète n'a pour conséquence que des phéno-
mènes légers (issue de sérum et de matière colorante), dans les inflammations intenses, surtout celles qui s'ac-
compagnent de suppuration (processus de pustulation, bords des taches érythémateuses et des plaques ortiées), les degrés élevés de l'action de la stase, c'est-à-dire l'issue en masse des corpuscules du sang dans le tissu du derme. La stase toutefois n'est nullement à même de produire une abondante suppuration dans une partie enflammée et déjà en suppuration. Il n'y a donc pas de doute que la stase veineuse n'a en elle-même rien à faire avec l'inflammation, c'est-à-dire avec l'altération des parois des vaisseaux qu'il faut supposer. Par contre, il est certain que la stase peut agir exactement comme une autre irritation, que, sous l'influence de la stase et au bout de quelque temps, on peut voir survenir des phénomènes inflammatoires, précisément comme à la suite de la cautérisation, etc.

Ces faits renversent complètement la doctrine si long-
temps défendue que la stase est une phase préliminaire de toute inflammation ; ils nous font comprendre comment des processus inflammatoires, développés dans des conditions irrégulières de circulation, évoluent sinon sans diffé-
rence manifeste d'avec les inflammations ordinaires, cepen-
dant sans s'éloigner du type principal du processus. Il ressort nettement de toute la nature des processus de stase l'alternative suivante : ou bien la stase était com-
plète ou à peu près complète, et alors il survient un arrêt complet de la circulation et consécutivement la mort du tissu ; ou bien la stase était modérée, incomplète, et alors ses conséquences ne se manifestent pas d'une manière

aiguë ou menaçante pour la vie du tissu ; mais il se produit une altération chronique, à marche lente, qui ne devient que peu à peu dangereuse pour le tissu. Cette altération perd finalement le caractère d'un simple trouble circulatoire et fait place à des modifications du tissu à marche chronique et de plus en plus nettes. Elle empiète peu à peu sur le domaine de la surnutrition, de la prolifération des tissus et créée des lésions qui n'ont en réalité de rapport direct qu'avec la stase veineuse, mais avec une stase qui a subsisté après le décours d'un processus inflammatoire et qui indique une résorption imparfaite des veines et des vaisseaux lymphatiques.

A l'aide des données physiologiques et pathologiques qui précèdent, il ne sera pas difficile de construire actuellement le tableau de cette inflammation chronique de la peau, superficielle ou profonde, qui empêche si fréquemment la terminaison du simple processus de l'inflammation, traîne en général en longueur l'état morbide et conduit souvent à des résultats défavorables.

Il faut toutefois revenir encore à l'inflammation de la peau proprement dite et rappeler quelques-unes des formes que nous avons omises primitivement ; ces formes dans lesquelles la fluxion congestive atteint de prime abord une partie qui est le siège de stase dans le sens indiqué ci-dessus, forment la transition entre les inflammations simples de la peau et les formes inflammatoires chroniques qui ne se développent que plus tard dans le décours de l'inflammation. Nous les désignerons sous le nom d'inflammations de la peau par stase; nous les diviserons, selon que le siège de leur apparition est superficiel ou profond, en catarrhes par stase et phlegmons par stase de la peau. Parmi les premiers, nous rangerons l'ecthyma et les exulcérations superficielles de la peau, parmi les derniers la phlébite, la lymphangite du derme et l'érysipèle.

L'examen des pustules d'ecthyma de la jambe (chez un individu affecté de poux des vêtements, et souffrant de varices) m'a fourni le tableau bien connu des pustules en voie d'exulcération, c'est-à-dire d'un gonflement de la base des pustules, ainsi que du tissu dermique sous-jacent et de son voisinage immédiat, avec formation de masses épaisses de cellules et un détritus granuleux, jusqu'à disparition de la démarcation entre l'épiderme et le derme.

Dans ce cas, aussi bien que dans l'ulcère superficiel de la peau qui constitue le plus souvent la terminaison de l'ecthyma, mais qui néanmoins peut survenir dès le début sous forme d'une désagrégation de tissu, même sans production manifeste de pustule antérieure, il n'existe de différence avec les dermites simples, que dans la terminaison par désagrégation de la base, qui se limite d'ailleurs à la pustule elle-même, et qui est occasionnée de prime abord par les conditions défavorables de nutrition de cette base. Cette terminaison constitue, par contre, toujours une exception dans les pustules de nature différente, par exemple dans la variole et dans l'eczéma pustuleux provoqué par l'huile de croton.

La définition de l'ecthyma donnée originairement par Willan est conforme à la distinction qui précède. « L'ecthyma est une éruption de grosses pustules phlysaciées (c'est-à-dire entourées d'une aréole) dont chacune repose sur une base dure, élevée et se termine par la formation d'une croûte épaisse, dure, verdâtre ou foncée. Elles sont isolées et réparties seulement dans un petit espace, elles ne sont pas contagieuses. »

Certaines formes de transition entre la congestion et la stase, analogues aux formes superficielles dont il est question, apparaissent aussi dans la profondeur de la peau ; ce sont : la phlébite, la lymphangite et l'érysipèle ; dans ces cas aussi la complication de fluxion artérielle superficielle, avec symptômes tranchés de stase dans la profondeur, établit la parenté directe entre ces processus phlegmoneux et les affections dues à une stase simple, et dans lesquelles la fluxion artérielle manque complètement ou ne joue qu'un rôle subordonné ou accidentel.

L'érysipèle constitue un tableau typique des phlegmons par stase de la peau.

Ici les vaisseaux sont remplis de sang jusque dans le tissu sous-cutané, et ce sont précisément les gros troncs veineux situés profondément et les capillaires profonds qui en sont surtout gorgés ; le tissu du derme est imbibé de sérum, ses mailles sont dilatées, remplies de corpuscules blancs, qui sont surtout nombreux autour des troncs veineux profonds et les recouvrent presque complètement ; mais ils sont également accumulés entre les grappes adipeuses et tout autour des glandes de la sueur. Volkmann et Steudcner ont depuis longtemps signalé cet état. J'ai par contre vu, ouverts et béants, les orifices des gros vaisseaux lymphatiques, mais on ne pouvait pas constater dans leur intérieur une accumulation de corpuscules lymphatiques. Renaut a trouvé le pannicule adipeux enflammé et tuméfié.

Dans la couche papillaire du derme, il y a bien aussi une infiltration de cellules, mais elle est moins dense que dans la profondeur; l'épiderme, dans un cas que j'ai examiné, ne paraissait pas altéré (la mort survint sans apparition antérieure de bulles). Dans les cas de production vésiculeuse on observe les mêmes altérations que celles que l'on trouve dans la formation de vésicules en général.

L'infiltration cellulaire et l'œdème inflammatoire de l'érysipèle disparaissent dans les parties de la peau qui reviennent à l'état normal, tout aussi complètement que dans les processus inflammatoires superficiels.

Il ressort des lésions anatomiques, ainsi que des symptômes cliniques de la maladie que, dans le véritable érysipèle, qu'il soit épidémique ou non, exanthématique ou né d'une plaie (érysipèle traumatique), il s'agit toujours d'une maladie des vaisseaux lymphatiques (et des vaisseaux sanguins) situés dans la profondeur jusque dans le tissu conjonctif sous-cutané. Tandis que dans les érythèmes superficiels il existe une teinte rouge clair, la rougeur érysipélateuse présente un éclat particulier, rouge bleu, à bord jaunâtre, qui correspond précisément à une congestion sanguine de la profondeur de la peau ; quant au bourrelet œdémateux, il correspond à l'infiltration séreuse du tissu conjonctif profond.

Il faut probablement considérer l'érysipèle comme une lymphangite et une phlébite capillaires, qu'il ne faut en effet séparer que par leur extension en surface des traînées rougeâtres de la phébite et de la lymphangite des gros vaisseaux. Le processus a naturellement aussi pour conséquence une maladie des couches supérieures de la peau, de la couche papillaire du derme et de l'épiderme, ce qui explique l'apparition accidentelle d'éruptions vésiculeuses et bulleuses et la terminaison par desquamation.

Beaucoup de raisons militent en faveur de l'hypothèse que la lymphangite et la phlébite capillaires qui servent de base à l'érysipèle doivent être rapportées à une infection par un microparasite (Orth en a trouvé un dans les bulles, Nepveu, dans le sang, v. Recklinghausen, Lukomsky, Koch, dans les vaisseaux lymphatiques au voisinage immédiat des points érysipélateux). Dans ces derniers temps, Fehleisen, sur les conseils de v. Rinecker, a provoqué directement sur l'homme un érysipèle par inoculation de cultures de cocci provenant d'une peau érysipélateuse (mémoires de la Société phys. méd. de Würzbürg, 1882). On peut expliquer ainsi le processus anatomique et clinique de l'érysipèle.

Et maintenant nous pouvons en finir avec la nosologie de l'inflammation chronique de la peau. Il s'agit ici, et nous le répétons, d'après le processus physiologico-pathologique, des cas où à une affection inflammatoire préexistante viennent s'ajouter peu à peu les stases qu'elle détermine. Il ressort clairement des expériences qui ont été faites que l'on ne doit pas regarder ces stases comme des processus inflammatoires, mais seulement comme des stases incomplètes provoquées secondairement par l'inflammation, que par conséquent le tableau du processus actuel d'inflammation y a été détruit de fait. Sur la peau humaine, on voit apparaître les changements suivants comme signes de ce qu'on appelle à tort inflammation chronique, mais que, à proprement parler, on devrait désigner sous le nom de « stase chronique consécutive à une inflammation antérieure ».

1° Les phénomènes de l'œdème inflammatoire (diapédèse des corpuscules blancs à travers les vaisseaux artériels) s'effacent devant l'œdème par stase, c'est-à-dire devant l'issue du sérum du sang à travers les veines. En même temps les cellules du tissu conjonctif de la peau commencent à croître et à proliférer, ainsi que l'ont démontré les expériences sur les oreilles des lapins (voir ci-dessus), et elles présentent dans leur marche ultérieure les différents degrés de développement des éléments du tissu conjonctif en réseaux et cordons fibreux et élastiques, en vaisseaux sanguins de nouvelle formation, etc.

Les caractères cliniques de cet état et de son développement ultérieur sont: une infiltration et un épaississement de la peau avec contenu d'abord simplement séreux, que l'on peut faire disparaître en partie par la pression, et une coloration rouge foncé de la surface devenant de plus en plus bleuâtre. A la surface, se développe secondairement un trouble dans la formation consécutive de la couche cornée jeune, car une furfuration pityriasique remplace les efflorescences qui existaient ou étaient survenues pendant la congestion aiguë du début. Tel est le stade typique, à son apogée, de l'inflammation chronique superficielle de la peau que l'on désigne sous le nom d'eczéma chronique. Cependant le processus se termine en général par le retour à l'état normal, souvent même après un état prolongé de l'anomalie de stase.

2° Dans des conditions particulièrement défavorables,

surtout sous l'influence d'un mélange de sang cachectique et de causes qui ralentissent la circulation, ou bien quand le processus inflammatoire, superficiel dans son ensemble, atteint par places les tissus plus profonds, il peut se produire des dégénérations ultérieures et des processus nécrobiotiques, qui d'ordinaire ne surviennent que comme terminaisons d'inflammations phlegmoneuses. C'est ainsi que certains eczémas chroniques se terminent parfois par cette espèce de dégénération qui est caractérisée par une sclérose du tissu conjonctif de la peau, et en même temps par des processus de stase dans les capillaires sanguins et lymphatiques, c'est-à-dire la pachydermie. Il se produit même des processus passifs avec mortification complète du tissu, ramollissement et désagrégation.

Des pustules d'acné et de variole donnent parfois lieu à des ulcérations et à des cicatrices, tandis que ces terminaisons constituent la règle dans les phlegmons à marche profonde. Elles surviennent ici, suivant la nature et l'étendue du mal, sous forme de nécrobiose avec ramollissement par couches et mort des couches de tissu (dans les phlegmons stratifiés, comme les brûlures et les congélations), ou sous forme de processus dégénératifs circonscrits, avec ulcération et désagrégation gangréneuse (dans les phlegmons en foyers : furoncles, anthrax, etc.).

Il n'est pas nécessaire d'étudier ici plus à fond la nature des processus nécrobiotiques qui entravent la nutrition de la peau, exactement comme dans tous les autres tissus, à la suite de troubles qui ne sont pas purement congestifs. Dans les mêmes conditions, la dégénérescence graisseuse amyloïde, la métamorphose muqueuse, la caséification, la calcification jouent leur rôle dans la peau comme dans d'autres tissus, et des descriptions spéciales viendront plus tard appeler l'attention sur cette terminaison particulière de certains troubles de nutrition dans quelques cas particuliers.

Troubles inflammatoires de nutrition de la peau dans leurs rapports avec les processus angionerveux et nerveux.

Nous avons cherché à donner, dans ce qui précède, le tableau général de l'inflammation de la peau et de son évolution, ainsi que les caractères anatomiques de leurs formes principales, sans avoir égard aux autres conditions nosologiques.

Maintenant il nous reste à apprécier aussi dans le même sens le grand nombre de processus inflammatoires survenant sur la peau, dont nous ne nous sommes occupés qu'au point de vue de la définition, de la symptomatologie, et de l'anatomie pathologique. Voyons d'abord leurs relations avec l'organisme en général et les altérations morbides éventuelles de ce dernier. J'ai déjà, en différents points, appelé l'attention sur le rapport étroit qui existe entre l'inflammation de la peau et l'ensemble de l'organisme, et j'ai spécialement démontré que beaucoup de fluxions locales sont directement éteintes, sans irritations externes, par d'autres organes, et *vice versa* qu'on ne peut mettre en doute nosologiquement et physiologiquement la réaction des inflammations de la peau sur l'ensemble de l'organisme, sa nutrition, son état morbide. Le parallèle qu'on a établi entre la peau, les muqueuses et les séreuses impliquait la démonstration d'un semblable rapport qui existait partout et très nettement dans les expansions membraneuses.

Mais, en dehors de ces causes générales, il en est encore d'autres qui ont trait à la relation entre les inflammations de la peau et les organes qui ne lui appartiennent pas directement, causes d'une telle importance qu'elles exercent une grande influence sur l'évolution et même sur la nature des inflammations cutanées, sans toutefois leur enlever les caractères anatomo-pathologiques et cliniques des inflammations tégumentaires bien caractérisées. On comprendra mieux ce fait en comparant, par exemple, entre elles quelques maladies de la peau, d'un type nettement accusé, un eczéma aigu, provoqué par l'huile de croton, un exanthème variolique et un herpès zoster.

Ces trois formes pathologiques présentent au début une hyperhémie de la peau (érythème), puis surviennent des papules, des vésicules et des pustules. Des papules eczémateuses peuvent, comme on le voit, se transformer en vésicules eczémateuses, et les vésicules devenir des pustules ; il en est ainsi dans la variole et dans l'herpès zoster, où l'on voit aussi quelques vésicules se transformer en pustules ; aucune des efflorescences de l'eczéma ne différera essentiellement des éléments analogues de la variole ou de l'herpès zoster dans leur structure anatomique ou à leurs diverses phases de développement.

Le tableau anatomique est toujours celui d'efflorescences inflammatoires, partant du corps papillaire et de ses vaisseaux sanguins, avec les altérations épidermiques qui les accompagnent, tuméfaction et formation d'un réseau à mailles, à contenu séreux, puis purulent dans leur centre, enfin dessiccation de ce liquide et développement d'un nouvel épiderme sur le corps papillaire. — En effet, en examinant une ou plusieurs de ces efflorescences, leur caractère nosologique reste indécis et assez souvent aussi les caractères diagnostiques indiqués dans les ouvrages de dermatologie sont tout à fait insuffisants pour trancher la question à ce point de vue. Bien que l'évolution clinique du processus inflammatoire sur la peau se développe toujours d'après le même schéme anatomique et nosologique, cependant ces trois maladies présentent d'autres signes qui ne tiennent pas à l'action inflammatoire locale, qui se distingent nettement les uns des autres et qu'on peut rapporter à la nature intime de la maladie elle-même qui se traduit par l'inflammation de la peau.

Si les faits ci-dessus sont bien établis, on trouve qu'un eczéma aigu intense, provoqué par l'action prolongée de l'huile de croton, présente à tous égards, de la manière la plus évidente et la plus exclusive, les effets locaux provoqués par des substances caustiques sur la structure de la peau : tels que : un érythème très accusé, avec rougeur foncée, infiltration séreuse étendue et en même temps diffuse de la partie malade, des vésicules succédant rapidement à la période papuleuse, amenant parfois promptement l'excoriation des couches épidermiques ; puis, peu à peu, la desquamation et la guérison. Par contre, en général, on observe dans les varioles graves (dites vraies) : une période d'incubation typique, peu variable, qui n'est caractérisée que par les symptômes généraux de la maladie, sans localisation quelconque, puis une période prodromique fébrile, de durée typique, et de plus un érythème prodromique diffus, complètement indépendant des localisations ultérieures des efflorescences, avec certains sièges de prédilection, par exemple, le triangle crural ; une tendance aux ecchymoses qui se manifestent quelquefois sous une forme qui indique une altération profonde du sang et des vaisseaux sanguins (variole hémorrhagique).D'autres fois on observe le développement et le décours des pustules varioliques, qui suivent le type général des efflorescences inflammatoires, mais encore avec la durée typique de chaque phase de développement des efflorescences et sans infiltration séreuse diffuse de la peau entre les pustules, comme dans l'eczéma ; enfin on peut suivre la terminaison du processus dans la peau avec dessiccation finale des pustules ou formation d'ulcérations et cicatrisation consécutive, sans processus inflammatoire chronique ultérieur, tandis qu'il en est fréquemment ainsi dans l'eczéma.

Le caractère particulier de cette évolution est évidemment lié à une action étrangère au processus inflammatoire de la première espèce dont on doit chercher le point d'attaque, comme cela ressort suffisamment des détails de la maladie, dans la circulation du sang, c'est-à-dire dans les parois des vaisseaux sanguins et dans le sang lui-même. Ce caractère particulier est encore plus saillant, si l'on met en ligne de compte l'altération des échanges nutritifs en général et la maladie simultanée d'autres organes qui ne manquent jamais dans la variole ; nous mentionnons ce fait sans le développer pour ne pas mettre au second plan l'inflammation de la peau. Car l'évolution du processus sur le tégument externe suffit à elle seule, comme je l'ai déjà dit, pour établir la différence entre le processus variolique sur la peau et celui de l'eczéma aigu, malgré l'identité des processus inflammatoires cutanés proprement dits, et, autant que nous le pouvons dans l'état actuel de nos connaissances, elle suffit à l'expliquer. Passons actuellement au troisième des exemples choisis, au zoster, auquel v. Bœrensprung a donné sa place nosologique. Voici ce que l'on peut constater :

Des douleurs névralgiques fréquentes comme période prodromique, et cela dans la sphère des ramifications cutanées d'un nerf déterminé, puis apparition simultanée d'une série de papules inflammatoires reposant sur une base hyperhémiée, qui tantôt se transforment en vésicules, tantôt en pustules, mais en conservant toujours le caractère d'un âge identique pour chaque efflorescence et de l'indépendance et de la connexion de tous les éléments de chaque foyer d'inflammation en particulier ; puis, naissance et développement continu d'un ou de plusieurs autres groupes de vésicules exactement d'après le même type et avec la même évolution, se rattachant toujours aux rameaux cutanés d'un nerf quelconque ; enfin, après le décours des foyers locaux d'inflammation, parfois persistance et même passage à l'état chronique de la névralgie. La peau entre les groupes d'efflorescences reste constamment intacte. — Ces inflammations de la peau, ont constamment pour point de départ, comme l'ont appris des observations nombreuses, une névrite du tronc nerveux correspondant, ou une maladie des ganglions dans la sphère de ce tronc nerveux (périphérique ou centrale).

En examinant dans leur ensemble les trois processus

morbides cités ici, nous arrivons facilement à formuler les propositions suivantes :

1° Le processus inflammatoire sur la peau évolue en toutes circonstances, suivant un schéme pathologique qui coïncide avec le tableau général de l'inflammation. Nous désignerons dorénavant ce processus inflammatoire simple de la peau sous le nom de dermite simple.

2° Le processus inflammatoire cutané représente en lui-même une unité nosologique qui ne peut être troublée ni par la prédominance de l'un ou de l'autre symptôme d'inflammation, ni par le degré de développement auquel ce processus arrive dans certains cas.

3° Il y a en outre des inflammations de la peau dont l'apparition, l'évolution et les terminaisons correspondent parfaitement à tous égards au schéme nosologique de l'inflammation cutanée, dans lesquelles cependant il survient accessoirement d'autres phénomènes qui n'ont pas leur origine, d'après toutes les expériences cliniques, dans les causes inflammatoires pures, ou qui ne l'y ont que si ces dernières sont accrues, de telle façon qu'elles ne paraissent pas nécessaires pour le processus inflammatoire en lui-même. Il en est ainsi dans les deux maladies citées ci-dessus : la variole et le zoster. Ces formes d'inflammation de la peau peuvent être décrités, selon la nature et leur caractère prédominant, soit comme dermatoses angionerveuses (occasionnées par des modifications dans la tonicité des vaisseaux), soit comme dermatoses nerveuses (déterminées par la maladie des éléments sensibles des nerfs). Elles se distinguent des inflammations simples de la peau, non en ce qu'elles surviennent secondairement à des altérations constitutionnelles générales — « symptomatiques », comme on les nomme — en opposition aux dermatoses « idiopathiques ». ou simples ; mais parce que l'influence constitutionnelle générale est telle qu'elle altère essentiellement la forme du processus inflammatoire sur la peau. Et c'est là la seule cause pour laquelle — comme nous en avons indiqué des exemples ci-dessus — il paraît plausible d'établir une distinction clinique entre ces trois formes de dermatoses inflammatoires.

(*a*) Quant aux altérations dans la tonicité des vaisseaux, elles surviennent toujours dans les fluxions provoquées par des irritations inflammatoires ; bien plus, ces fluxions ne peuvent se produire, soit dans la sphère de la partie enflammée, soit autour d'elle, sans qu'il y ait excitation active ou passive de la membrane musculaire des vaisseaux. De plus, il ne faut pas oublier que, pendant le cours du processus inflammatoire et à sa suite, des altérations de la tonicité vasculaire peuvent se développer facilement et se traduire par des troubles prolongés de la circulation et de l'absorption. Mais l'altération de la tonicité vasculaire, dont il est ici question, se distingue premièrement par son indépendance relative du processus inflammatoire, deuxièmement, par sa connexion directe et continue avec la cause étiologique qui en est le point de départ, et, troisièmement, par son influence qui s'étend au delà de la sphère d'action de l'irritation. La cause qui se révèle assez nettement dans toutes les maladies de la peau de cet ordre porte le caractère particulier d'un agent ayant une influence toxique sur les échanges nutritifs, et son action trouve toujours sa place dans la sphère des phénomènes toxiques. On entend par là qu'il s'agit nécessairement d'une action irritante opérant à la périphérie, partant en forme de rayons d'un point central déterminé, ou au moins agissant par poussées, répétées et successives, action qui n'est nullement liée au point d'application de l'irritation.

Les affections de la peau de cette nature correspondent toutes à la description nosologique suivante : une irritation particulière atteignant un point quelconque de l'organisme agit sur un centre d'expansions de nerfs vasculaires de la peau, soit directement, soit par voie réflexe, de sorte qu'il survient une modification dans la tonicité de leurs rameaux vasculaires. Mais il est difficile de décider si ce « centre » coïncide avec un des centres vasomoteurs principaux, situés dans la moelle allongée ou dans la moelle épinière, ou s'il faut le chercher à la périphérie, peut-être dans les petits éléments nerveux ganglionnaires des parois vasculaires elles-mêmes ou avec plus de probabilité dans leur voisinage. Il est impossible de savoir d'une manière positive si le poison, en circulant dans le sang et dans les tissus, n'amène pas directement l'irritation sur les expansions périphériques des nerfs vasculaires eux-mêmes, par conséquent sans l'intermédiaire d'un centre nerveux.

Il est tout aussi difficile aujourd'hui de savoir s'il s'agit de phénomènes d'irritation ou de paralysie dans ces troubles de la tonicité des parois vasculaires. Dans l'état actuel de nos connaissances sur les nerfs vasculaires, nous ne pouvons pas douter que les vasodilatateurs et les vasoconstricteurs n'aient une action sur les parois des vaisseaux de la peau et que par suite une irritation des dilatateurs ne puisse provoquer le même résultat qu'une paralysie des constricteurs, c'est-à-dire une dilatation des vaisseaux. Le contraire est vrai pour les formes de troubles vasomoteurs qui se traduisent par une constriction des vaisseaux. Comme la première série paraît plutôt correspondre, d'après son caractère clinique, au tableau de la fluxion artérielle active, la deuxième série à celui de la congestion passive et qu'elle présente en même temps les caractères d'une constriction spasmodique des parties vasculaires, comme on le voit surtout dans l'urticaire, il ne serait pas trop téméraire d'admettre qu'il s'agit dans la première série d'une action irritante sur les dilatateurs, éventuellement d'une paralysie des constricteurs ; dans la deuxième, par contre, d'une irritation des constricteurs, et éventuellement d'une paralysie des dilatateurs. Il importe toutefois d'ajouter qu'on a assez fréquemment observé en même temps les deux formes, dilatation et constriction, sur les mêmes vaisseaux et sur différents points de leurs parcours ; souvent l'une des formes n'est que la répercussion de l'autre ; par conséquent les deux espèces de nerfs vasculaires et les deux variétés d'action musculaire peuvent entrer simultanément en action sur les parois des vaisseaux. Enfin il ne faut pas oublier que la contractilité des capillaires et leur subordination à une innervation vasomotrice ne paraît pas douteuse.

Je place les *exanthèmes aigus* au premier rang des inflammations angionerveuses de la peau.

Ces maladies sont essentiellement des intoxications de l'ensemble de l'organisme. Leurs symptômes se manifestent sur différents tissus et organes, par conséquent aussi sur la peau. Sur le tégument externe, les effets de l'empoisonnement général se traduisent toujours sous la forme d'une angionévrose périphérique, telle que dilatation des vaisseaux et hyperhémie de districts cutanés plus ou moins étendus de toute la surface tégumentaire. Sous l'influence de l'état général fébrile et de la persistance de cette altération de la tonicité des parois des vaisseaux, on voit apparaître dans ces derniers des modifications qui sont provoquées habituellement par une irritation inflammatoire d'une autre nature et que l'on désigne sous le nom d'altération inflammatoire des éléments des parois vasculaires.

Ainsi se produisent des inflammations locales de la peau, dont l'évolution est différente. Dans quelques-uns de ces exanthèmes aigus, l'altération inflammatoire est aussi une modification catarrhale superficielle et se limite à un érythème qui indique seulement, par la desquamation ultérieure, un degré de plus qu'une simple dilatation vasculaire d'origine vasomotrice (scarlatine, roséole (?), typhus exanthématique et abdominal), ou bien il se produit un exsudat inflammatoire plus prononcé avec formation de papules et de taches pigmentaires consécutives (rougeole); ou encore il survient dans une troisième série des vésicules et des pustules (varicelle et vaccine), mais qui conservent toujours le caractère d'une inflammation superficielle.

Les lésions dans la scarlatine présentent, en effet, exactement les mêmes caractères que ceux de la roséole du typhus, du choléra : au début, simple hyperhémie, sans modification quelconque dans le tissu du derme, puis sur quelques points de la peau, parfois accumulation de corpuscules rouges, sur certaines régions, ecchymoses et suffusion de la matière colorante du sang (coloration jaunâtre de la peau), phénomènes que l'on ne doit nullement rapporter au processus inflammatoire survenu dans la peau, mais au caractère général de ces affections infectieuses. Mais à l'inflammation proprement dite de la peau correspond la tuméfaction œdémateuse inflammatoire localisée parfois en quelques points ou bien généralisée, si elle n'est pas occasionnée par une affection rénale survenue au début. Tel est le gonflement du tissu du derme par du sérum et de nombreux corpuscules blancs (1).

En ce qui concerne la rougeole, il est évident que les follicules de la peau sont fortement envahis, ce que l'on reconnaît cliniquement à la formation de papules au niveau des orifices, microscopiquement, à des accumulations plus considérables de cellules autour des conduits excréteurs. Sous ce rapport on est autorisé, comme je l'ai démontré il y a

(1) Si dans ces derniers temps Neumann a décrit dans la scarlatine, comme lésion typique générale, une accumulation des cellules d'exsudat dans le corps papillaire et dans le réseau de Malpighi jusqu'à la couche cornée, sans tenir compte, dans le cas qu'il a examiné, de la période du processus, cette description correspond bien à une des lésions de la peau scarlatineuse mais non à la peau de la scarlatine en général. Car dans un grand nombre de fragments de peau scarlatineuse que j'ai examinés à une période où la rougeur avait atteint son maximum, sans cependant former des bulles, je n'ai trouvé aucune trace d'infiltration de cellules dans la couche intermédiaire entre le derme et l'épiderme, pas plus que dans l'épiderme lui-même. Voici comment les choses se passent : un œdème inflammatoire, avec infiltration abondante de cellules, peut apparaître dans la scarlatine comme dans la rougeole, et dans les exanthèmes prodromiques de ces éruptions, sans qu'il s'y ajoute les phénomènes ultérieurs de la formation d'exsudat ; les masses accumulées de cellules sont de nouveau résorbées en peu de temps, elles disparaissent du tissu de la peau et il ne reste rien de l'altération des vaisseaux que les résidus du sang extravasé (ecchymoses) et peut être une petite quantité de matière colorante du sang qui se transforme ensuite en pigment.

plusieurs années, à considérer le processus morbilleux sur la peau comme un processus à marche plus profonde que celui de la scarlatine, opinion également corroborée par ce fait que, après la décoloration des taches de la rougeole et des papules, il reste en général une pigmentation foncée distincte ; dans la scarlatine, le plus souvent, une simple teinte jaunâtre. Mais les deux processus ne jouent que le rôle de catarrhes de la peau ; c'est ce qu'indiquent les altérations simultanées que l'on trouve constamment sur la muqueuse pharyngo-laryngienne qui offre incontestablement la plus complète analogie avec le tégument externe. A l'augmentation de la sécrétion sur les muqueuses correspond aussi, après la rougeole et la scarlatine, une desquamation ultérieure.

Il en est tout autrement dans une deuxième série d'angionévroses infectieuses, dans lesquelles il se produit des abcès à marche profonde, de nature diphtéritique ou du moins phlegmoneuse, qui portent le caractère d'efflorescences spécifiques visiblement sous la dépendance de la circulation encore persistante du poison spécifique (variole, morve, pustule maligne). Nous avons déjà indiqué ci-dessus, dans leurs traits principaux, les rapports anatomiques de ces formes d'inflammation, et nous pouvons par conséquent les supposer connus ici.

Le rôle prépondérant du trouble angionerveux dans les exanthèmes aigus, ressort encore davantage de la parenté incontestable qui existe entre ceux-ci et un autre groupe d'angionévroses, les angionévroses toxiques de la peau, auxquelles appartiennent en première ligne les exanthèmes dits médicamenteux. Ici aussi les symptômes de névrose vasomotrice apparaissent nettement, non seulement au début, mais ils sont très souvent aussi, jusqu'au décours du processus, en apparence les seuls, lorsque le processus a un décours rapide ; mais, dans d'autres cas, ils sont liés aux troubles de nutrition de la peau ; ces derniers portent le plus souvent le caractère d'une fluxion inflammatoire et cela à divers degrés, depuis la rougeur passagère sans desquamation, jusqu'aux pustulations à marche profonde et même aux processus de régression de nature grave ; là aussi l'évolution est plus ou moins cyclique, fermée ; là aussi tout indique la présence d'un agent nocif dans le système vasculaire, qui retentit sur les centres vasomoteurs, agent qui n'est cependant ici ni de nature infectieuse, ni de nature contagieuse, mais porte en lui le caractère d'une substance chimiquement irritante — d'un poison.

La parenté apparente de certaines de ces maladies avec les exanthèmes infectieux est si grande que, souvent il est possible de les confondre. Je rappelle seulement comme exemples la ressemblance entre la scarlatine et l'exanthème quinique, entre la rougeole et certaines éruptions maculo-papuleuses provenant de substances résineuses, par exemple, du baume de copahu, etc...

Enfin, citons dans la série des angionévroses de la peau un troisième groupe dont la nature offre une grande ressemblance avec les deux formes déjà nommées et que je considère comme des angionévroses essentielles de la peau. Il faut indiquer comme cause fondamentale des maladies appartenant à ce dernier groupe, une augmentation générale de la sensibilité des nerfs vasculaires développée sous l'influence d'irritations de toute nature, et qui survient d'une manière persistante ou revient périodiquement. Il se produit ainsi une disposition spéciale de la peau qui répond au plus léger contact par la dilatation ou la contraction des vaisseaux, d'abord seulement au point irrité, mais plus tard dans des régions plus étendues autour du point d'irritation.

Sur une peau de cette nature il se développe à chaque contact des érythèmes caractéristiques ou des plaques ortiées nettement accusées, avec aréole blanche, anémique, qui ne disparaissent qu'au bout d'un certain temps, après s'être tout d'abord étendus.

Ce phénomène ne constitue pas en lui-même une modification morbide, il n'est qu'une augmentation morbide de l'impressionnabilité vasomotrice normale de la peau.

Il faut regarder cet accroissement de l'impressionnabilité vasomotrice dans les formes morbides dont nous parlons, comme la modification pathologique proprement dite, mais pour paraître elle a besoin, soit d'une augmentation de la cause morbide elle-même, soit d'une irritation accidentelle, non en rapport direct avec cette cause.

Si, par exemple, chez un individu, à la suite d'un bain froid, il survient chaque fois une urticaire généralisée, c'est-à-dire une contraction générale des gros vaisseaux de la peau avec œdème, ce malade doit se distinguer de tous les autres individus qui se baignaient en même temps que lui, et qui n'ont pas d'urticaire, par une plus grande sensibilité aux irritations de ce genre — quelle qu'en soit la cause — mais qui ne commence à produire ses effets que lorsque une forte irritation extérieure, par exemple, l'eau froide, en donne l'impulsion.

Donc, dans les angionévroses infectieuses et toxiques
de la peau, le poison qui circule dans l'organisme agit
comme agent d'excitation, non seulement sur les vaso-
moteurs centraux, mais aussi localement sur la peau, et
avec sa disparition l'angionévrose cesse également ; le
trouble vasomoteur général dans les maladies du troisième
groupe est par contre une cause persistante ou du moins
à retours cycliques, parce qu'elle est déterminée par une
cause persistante ou à retour cyclique, par exemple une
dyscrasie. Mais, pour que l'affection de la peau se produise, il faut en outre une irritation interne ou externe.
On a, par conséquent, tort de désigner purement et simplement comme des maladies vasomotrices de la peau
toutes ces dermatoses, par exemple l'urticaire des auteurs
dite chronique ou l'érythème multiforme de Hebra ou
l'acné dite rosée. Ce ne sont pas ces troubles inflammatoires sur la peau même qui sont en question, mais la
disposition de la peau à répondre par une perturbation de
cette nature aux irritations les plus diverses et souvent
les plus légères ; c'est là ce qu'il faut considérer comme
la maladie proprement dite et comme le résultat d'un
trouble angionerveux général, et c'est là ce qui distingue
ces troubles de nutrition des phlegmasies simples occasionnées par des irritations inflammatoires sur la peau
normale.

C'est dans ce sens seulement que l'hypothèse vasomotrice concorde avec les faits et peut servir à les expliquer ;
le mot retentissant, « d'angionévrose » seul, comme c'est
la mode actuelle, est insuffisant sous tous les rapports.

(*b*) La deuxième catégorie des inflammations de la peau,

qui dérive des formes simples de dermite, est celle des inflammations nerveuses de la peau, autrement dit de celles qui sont déterminées par des maladies de troncs ou de centres nerveux, comme on ne les rencontre pas dans les inflammations simples de la peau, quel que soit le rôle plus ou moins considérable que les nerfs jouent en général dans l'inflammation.

Les maladies inflammatoires qui naissent ainsi sur l'enveloppe cutanée, et qui sont décrites sous le nom de « trophonévroses de la peau », n'ont pas été séparées jusqu'à présent par les dermatologistes du cadre général des dermites. Mais elles ont besoin d'une place à part, parce que précisément chez elles la cause étiologique influe de la façon la plus essentielle et la plus tenace sur les symptômes et l'évolution des formes de la maladie. Il sera encore question de ce groupe des inflammations de la peau à propos de l'étiologie générale des maladies de la peau ; je veux seulement insister ici sur ce point que je préfère l'expression de « dermatoses nerveuses » à celle de « trophonévroses » pour les raisons suivantes :

1° Le rapport des processus trophiques de la peau avec leur innervation en général est encore physiologiquement assez obscur ;

2° Par suite, la séparation de ce groupe ne peut être faite sur la base de cette connexion trophique avec les nerfs en général, mais seulement par la raison tout à fait spéciale (et c'est dans ce sens qu'elle a été faite par moi), qu'il est possible d'établir toujours objectivement l'existence d'une lésion des nerfs — centrale ou périphérique — comme cause de ces affections de la peau, c'est-à-dire dé démontrer la présence d'une névrite centrale ou périphérique.

De semblables névrites peuvent produire des troubles de nutrition de la peau qui se distinguent des inflammations ordidnaires ar leur évolution. La cause en est que l'inflammation de la peau se manifeste et évolue sous une forme strictement cyclique comme dans l'herpès zoster; ou bien les processus inflammatoires suivent sur la peau un type moins accusé et présentent une grande diversité de forme et de groupement (érythanthèmes nerveux avec papules, vésicules, bulles, pustules, plaques ortiées), enfin, en troisième lieu, parce que ces formes inflammatoires ont une grande tendance à produire des troubles ultérieurs de nutrition, par exemple des troubles d'absorption (œdème) et assez souvent de la gêne (atrophie) ou même la suppression complète (nécrose) de la nutrition de certaines parties de la peau. A ce dernier groupe appartiennent les lésions terminales fréquentes de processus nerveux sur la peau, comme par exemple la liodermie nerveuse (glossy skin ou peau brillante des auteurs américains), l'alopécie nerveuse, la leucodermie nerveuse (morphée, vitiligo), le décubitus aigu de Samuel, etc...

Le tableau classique de la dermite nerveuse à évolution cyclique est fourni, comme nous l'avons déjà montré, par l'herpès zoster, dont l'altération trophique de la peau correspond à l'extension de rameaux nerveux cutanés sensibles et dans lequel on a pu en outre constater une lésion des ramifications nerveuses de la peau ou des troncs nerveux, plexus ou entrecroisement de nerfs spinaux au-dessus des ganglions intervertébraux et dans les ganglions mêmes, ou au centre dans des points de la moelle situés au-dessus des ganglions spinaux ou même dans le cerveau.

Mais il y a tant de degrés dans le tableau d'un herpès zoster typique comparé à celui d'une anomalie de nutrition, des poils par exemple à la suite de processus nerveux, qu'il est presque impossible de les décrire complètement et qu'il faut renvoyer cette étude à la partie spéciale. Je réunis toutes ces formes sous le terme générique d'*éry-thanthèmes*, parce qu'elles reposent toujours sur une base rouge par le fait d'une inflammation, qu'elles présentent les efflorescences les plus différentes et les plus changeantes et par là paraissent analogues à l'érythème multiforme (Hebra) qui, d'après ce qui a été dit ci-dessus, doit être considéré comme une angionévrose, cependant en y ajoutant le qualificatif de « nerveux » pour le différencier de l'érythème multiforme.

La « glossy skin » citée plus haut (peau brillante, Glanzhaut des Allemands) constitue la forme la plus pure des troubles nerveux de nutrition, non cycliques, sur la peau avec caractère atrophique ; cette affection est parfois la suite d'une lésion des nerfs, mais elle ne se produit que s'il n'y a pas eu une solution de continuité complète. Elle commence par un érythème auquel succède une atrophie caractérisée par un aspect brillant, uni de la peau ; Hamilton et Romberg sont les premiers qui l'ont observé dans quelques cas ; les chirurgiens américains, Mitchell, Morehouse et Keen en ont donné une description plus exacte basée sur un grand nombre d'observations (19 fois sur 20 traumatismes de nerfs).

Enfin, on peut tout particulièrement étudier la nécrose proprement dite de la peau survenue à la suite de névrite dans le décubitus dit aigu; il se produit une rougeur avec formation de vésicules et de bulles qui se transforme rapidement en eschare ; elle se développe dans les affections cérébrales et médullaires. On observe cette complication brusquement sur les régions paralysées et anesthésiées, et sans pression appréciable, presque toujours dans la région du sacrum.

Coup d'œil rapide sur les différentes formes de l'inflammation de la peau.

Si maintenant nous jetons un coup d'œil sur les processus pathologiques de l'inflammation de la peau en général et si nous comparons avec ces processus les tableaux morbides et les lésions anatomiques des différentes formes de dermite, nous distinguerons :

1° Les formes les plus superficielles et les plus bénignes, les érythèmes fugaces occasionnés par des irritations légères, comme l'érythème solaire, etc., et les érythèmes de longue durée, mais de faible intensité, comme l'érythème des nouveau-nés.

2° Les érythèmes d'une durée un peu plus longue avec apparition d'un œdème plus ou moins intense. On les observe dans les affections suivantes :

(a) Dans différentes maladies infectieuses aiguës : rougeole et scarlatine, exanthèmes prodromiques (rash), variole, puis roséole du typhus, du choléra. Il s'agit ici d'érythèmes auxquels une action toxique, qu'il y aura lieu d'expliquer plus tard, imprime l'aspect d'une maladie grave et sur la peau le caractère spécial des angionévroses mais qui, si l'on considère en eux-mêmes les processus cutanés, ne peuvent être compris que comme de simples hyperhémies, avec œdème inflammatoire plus ou moins prononcé ;

(*b*) Dans les différentes variétés de plaques ortiées (érythème papuleux, pomphose, urticaire, cnidosis). Dans ces cas aussi, il s'agit d'érythèmes avec œdème inflammatoire, mais accompagnés de modifications particulières, que nous avons déjà indiquées dans les inflammations de forme avancée ; il y a dans ce cas coexistence de l'inflammation avec une contraction de quelques districts vasculaires, qui survient le plus souvent dans les angionévroses vraies, mais accessoirement aussi dans les simples inflammations de la peau (érythème papuleux, par exemple, dans les dermites superficielles légères) et dans les inflammations de la peau occasionnées par des névrites. Non seulement l'érythème papuleux, mais aussi l'urticaire dans les angionévroses toxiques de la peau et dans les angionévroses dites essentielles, ainsi que dans les dermatoses nerveuses, proviennent de ce processus qui ne représente à proprement parler qu'un symptôme d'inflammation, mais qui, en réalité, n'est pas une maladie *sui generis*.

3° L'évolution complète du processus inflammatoire, au delà de l'apogée du processus typique, peut être étudiée sur la peau dans divers processus morbides auxquels nous sommes en droit d'attribuer tantôt avec la plus complète précision, tantôt avec une grande probabilité, une irritation inflammatoire d'un degré plus élevé et d'une action énergique.

Il faut ranger ici :

(*a*) Quelques-unes des inflammations cutanées provenant de la série des inflammations érosives superficielles de la peau, par exemple les efflorescences qui sont provoquées par les acares; puis les inflammations superficielles diffuses (eczéma) et les inflammations folliculaires superficielles (miliaire, acné, sycosis);

(*b*) L'exanthème variolique arrivé à son complet développement et dont nous avons déjà donné une description anatomique;

(*c*) Une série d'affections inflammatoires superficielles de la peau qui se distinguent par la variété de leurs efflorescences depuis la simple hyperhémie jusqu'aux pustules les plus développées : les efflorescences à base érythémateuse que j'ai décrites sous le nom d'érythanthèmes comprenant les érythèmes « polymorphes » de Hebra, provenant de la série des angionévroses de la peau et les affections cutanées (toxiques) provoquées par des médicaments, enfin les affections nerveuses de la peau de nature inflammatoire. Ces affections caractérisées par des variations diverses de leur forme d'apparition se réunissent en un tableau d'ensemble qui, quelle que soit la variété des diverses lésions fondamentales, porte néanmoins toujours en lui le caractère typique du processus inflammatoire. Nous aurons plus tard occasion de voir que la variabilité de la forme, ainsi que certaines particularités du développement et de l'évolution des lésions fondamentales, résultent, non de l'irritation inflammatoire pure, mais d'autres conditions nosologiques simultanément prédominantes qui compliquent l'irritation inflammatoire ; mais, au point de vue anatomo-pathologique, il n'existe aucune différence entre ces inflammations de la peau et d'autres de nature superficielle ;

(*d*) Certaines dermatoses inflammatoires que l'on décrit comme des « formes irritatives » (Virchow) de processus dyscrasiques, comme la syphilis, la scrofulose, etc. ; elles se manifestent sous forme de taches, de papules, de vésicules, de pustules.

Les processus qui en forment la base sont d'ailleurs de nature tellement envahissante et expansive que, — tout comme les exanthèmes aigus du processus variolique — dans les cas graves, ils ne se limitent plus à la production de dermites superficielles, mais s'étendent dans leurs effets même aux parties profondes de la peau et donnent lieu à des pertes de substances d'origine furonculeuse ou ulcérative, dont le siège pathologique principal se trouve dans les couches profondes du derme et le tissu sous-cutané ; leurs analogues se rencontrent moins dans les affections parallèles de la muqueuse que dans des formes morbides qui atteignent le périoste, les os et les parenchymes (viscères) avec lesquelles elles coïncident fréquemment. Enfin tous ces processus irritatifs, de nature superficielle ou profonde, se rattachent à des processus ultérieurs que l'on ne décrit plus guère, d'après l'état actuel de nos connaissances, comme processus inflammatoires, mais comme des anomalies de nutrition des éléments du tissu conjonctif, comme des néoplasmes à tissu de granulation de type embryonnaire ; ils impriment leur type spécial à la syphilis, à la scrofulose et à d'autres processus. Nous avons dû toutefois les citer ici parce que ceux de leurs symptômes que l'on décrit précisément comme symptômes irritatifs présentent dans beaucoup de cas une image parfaite du processus inflammatoire qui ne se distingue en rien, au point de vue anatomo-pathologique, des autres inflammations de la peau. On ne saurait trop insister sur ce fait que la partie essentielle de l'un ou de l'autre processus de l'inflammation ou de la granulation n'est pas constitué par l'infiltration cellulaire en elle-même, qui remplit le tissu du derme et qui en toutes circonstances est surtout très abondante autour des vaisseaux ; mais qu'il s'agit essentiellement de l'évolution anatomo-pathologique de cette infiltration cellulaire. Cette infiltration se résorbe en peu de temps dans les processus inflammatoires superficiels, se termine par nécrobiose (dégénération, ulcération, désagrégation) dans les inflammations cutanées à marche profonde, persiste pendant quelque temps sans se développer ultérieurement en une forme de tissu plus ou moins élevée, mais aussi sans régression rapide dans les processus de granulation et présente ainsi les caractères d'une juxtaposition étrangère, d'un véritable néoplasme, bien que la régression nécrobiotique produise aussi lentement la mort de ses éléments.

Si nous réunissons actuellement ces diverses inflammations de la peau, dans lesquelles l'irritation inflammatoire a agi de prime abord sur les couches profondes du derme et le tissu conjonctif sous-cutané, c'est-à-dire sur la couche des gros troncs vasculaires, sur les gros troncs lymphati-

ques et sur les glandes profondes, il est clair que les
lésions ne diffèrent dans ces cas, des formes de l'inflammation superficielle de la peau, que par les caractères
anatomiques qui empruntent leur importance à la profondeur de leur siège, à la participation prédominante des gros
réseaux lymphatiques situés en ce point, ainsi qu'aux
veines et aux lymphatiques qui en partent. Une deuxième
condition essentielle résulte en outre de ce fait, que,
le point de départ de l'infiltration étant plus profond,
les troubles de la circulation, les stases veineuses et lymphatiques qui amènent la transformation directe de bon
nombre de ces inflammations en véritables maladies de
stase de la peau se développent bien plus rapidement;
enfin, par le même motif, — c'est-à-dire sous l'influence
des troubles de circulation, — on voit rapidement apparaître avec ces inflammations profondes de la peau
la nécrobiose. Il en est de même pour les phlegmons
stratifiés (brûlure, congélation, pseudo-érysipèle ou phlegmons idiopathiques diffus de la peau), pour les phlegmons
en foyer (furoncle, anthrax, charbon, bouton d'Alep et de
Biskra), enfin pour les phlegmons de la peau directement
compliqués de stase (phlébite et lymphangite de la peau et
érysipèle).

Troubles de nutrition non inflammatoires de la peau
provenant de processus de stase indépendants.

Nous connaissons maintenant une série de troubles
morbides de la peau qui ont tous cela de commun qu'ils

portent en eux plus ou moins nettement le caractère clinique de l'inflammation et cela sans complication ultérieure,
ou bien qui sont en connexion avec des symptômes de processus vasomoteurs ou nerveux qui ne rentrent pas dans
les cadres de l'inflammation elle-même. Nous avons eu en
outre assez souvent l'occasion d'observer que les diverses
périodes de l'inflammation ne persistent pas toujours
dans tous les cas comme fluxions actives (artérielles), mais
peuvent se transformer à la longue en fluxions passives
avec troubles consécutifs des fonctions du tissu et des
fonctions de sécrétion. J'ai en outre montré que, dans certaines circonstances qui tiennent principalement à la
nature du substratum, il se produisait, par irritation inflammatoire, une fluxion à caractère plutôt passif et une
apparition rapide de troubles de l'appareil d'absorption de
la peau.

Mais il y a en outre une série de processus morbides
de la peau avec lesquels apparaissent également, dès le
début et d'une manière caractéristique, la stase lymphatico-
veineuse et les modifications qu'elle engendre dans les
tissus, sans que cependant il y ait un rapport nécessaire
entre ces modifications et les irritations inflammatoires ou
une fluxion inflammatoire préludant à la maladie.

Des obstacles mécaniques directs survenus dans la circulation sont presque toujours en cause, parfois ce sont
des processus inflammatoires des parois vasculaires veineuses et lymphatiques (phlébite, lymphangite) qui donnent naissance à ces troubles de la circulation. On ne peut
nier que les mêmes maladies vasculaires ont parfois aussi
pour conséquence une fluxion de nature passive, inflamma-

toire, dans la peau même (érysipèle), et que par conséquent ces processus hyperhémiques aigus, que nous avons rangés dans les processus inflammatoires profonds (phlegmoneux) de la peau, peuvent être parfois en rapport direct avec les stases et les anomalies d'absorption à marche chronique, par exemple avec l'éléphantiasis des Arabes, avec l'érysipèle et la lymphangite aiguë. Mais ce rapport est simplement étiologique et nullement essentiel.

Nous savons par l'expérimentation et par l'expérience que, dans des circonstances favorables, la stase lymphaticoveineuse, qui est cependant par sa nature tout à fait différente de l'inflammation, et, ajoutons encore, l'inflammation des parois vasculaires veineuses et lymphatiques, peuvent être le point de départ d'une irritation inflammatoire pour la peau elle-même.

Or s'il en est ainsi, c'est qu'il se développe de véritables processus fluxionnaires, même de nature artérielle, et l'érysipèle en est un. Mais qu'une semblable action irritante survienne simultanément ou successivement, ou qu'elle fasse défaut, toujours est-il que la nature spéciale du processus ne consiste pas dans cette inflammation de la peau, mais dans la stase vasculaire et dans les anomalies de sécrétion, qui sont en connexion immédiate avec elle (transsudation), et dans les altérations de tissu (sclérose du tissu conjonctif, etc.) ou enfin dans le prélude d'un processus de nécrose (gangrène, etc.). Telles sont les raisons pour lesquelles nous réunissons les maladies de la peau qui ressortissent ici en un seul groupe : dermatoses par stase, avec troubles passifs de la circulation et gêne de l'absorption lymphatico-veineuse ; nous voudrions insister tout particulièrement sur l'absence de fluxion active et des symptômes connus de l'inflammation au début du processus et sur leur remplacement par une stase passive.

Les stases passives de la circulation et de l'absorption, qui caractérisent les maladies de cette espèce et impriment un cachet spécial aux tableaux cliniques de ces stases, déterminent, suivant leur nature, des arrêts soit incomplets soit complets de la circulation. Les effets des premiers dans la peau sont différents comme il a été démontré ci-dessus, suivant le degré de la stase et de la participation plus ou moins grande de l'appareil lymphatique. Ce sont tantôt :

De simples hyperhémies passives (par stase) qui cependant ne présentent pas l'altération de la paroi vasculaire, qui caractérise les processus inflammatoires et qu'il faut, par conséquent, distinguer avec soin des hyperhémies inflammatoires.

Ou bien elles amènent de véritables extravasations de sérum du sang à travers les parois vasculaires dans le tissu environnant. La pathologie comprend ces extravasations sous le nom d'œdème et en distingue différentes modifications.

Parmi les dermatoses de stase — abstraction faite des hyperhémies purement passives (veineuses) et des ischémies locales, ainsi que des processus complets de stase, avec nécrose de la peau, comme par exemple dans l'asphyxie locale, ou dans le décubitus traumatique, etc., — il faut noter principalement deux formes de maladie, qui commencent par de la stase lymphatico-nerveuse et se terminent, les unes par hypertrophie, les autres par atrophie.

La première forme est représentée par l'éléphantiasis des Arabes ou pachydermie, la deuxième par les sclérèmes de la peau (sclérodermie, sclérome de la peau). Il me paraît convenable d'y adjoindre provisoirement aussi le « myxœdème » (cachexie pachydermique, de Charcot), décrit pour la première fois par Gull, il y a environ dix ans, comme un œdème général chronique avec pâleur, sécheresse, atrophie de la peau et des muqueuses, abaissement de la température et trouble psychique. L'infiltration œdémateuse est, d'après Ord et autres, de nature muqueuse nettement accusée. Des recherches ultérieures diront seules si l'on doit chercher la cause de la maladie générale dans le système nerveux, et dans quel point particulier de ce système. Il faut abandonner à la nosologie spéciale, le soin d'indiquer les symptômes cliniques des autres maladies indiquées ci-dessus. Résumons seulement ici, en nous appuyant sur les lésions anatomiques et l'évolution clinique, les points fondamentaux des définitions précédentes.

L'éléphantiasis des Arabes n'est nullement une inflammation de la peau ; il ne commence pas non plus par une inflammation, mais, dans les formes endémiques qui en représentent le type le plus net, il débute par de la stase, c'est-à-dire par un œdème dû à une stase aiguë ou chronique dans le tissu conjonctif sous-cutané, auquel succèdent ensuite la tuméfaction des ganglions lymphatiques, parfois l'inflammation des grosses veines et des vaisseaux lymphatiques profonds, ensuite de l'érysipèle et enfin l'épaississement de la couche de tissu conjonctif sous-cutané et intra-cutané. Les phénomènes d'inflammation profonde qui apparaissent ici (érysipèle), ne constituent pas le phénomène primitif du processus, mais sont bien la conséquence d'un trouble de nutrition profond ; ce fait vient démontrer ce que nous avons déjà indiqué précédemment, à savoir, que le processus de stase peut quelquefois agir comme irritation inflammatoire.

L'épaississement de la peau, qui a son siège principal dans le tissu conjonctif sous-cutané et encore plus profondément, ne s'explique nullement par des changements opérés dans les foyers inflammatoires de la peau, dans le corps papillaire, et par conséquent presque pas dans l'épiderme.

L'éléphantiasis des Arabes n'est pas non plus une hypertrophie primitive de la peau, ni un fibrome diffus dans le sens de Virchow. L'hypertrophie de la couche de tissu conjonctif est évidemment due à un trouble d'absorption survenu dans le tissu fondamental de la peau, ce qu'il est facile de démontrer cliniquement, après chaque récidive des accès de phlébite aiguë, de lymphangite et d'érysipèle, par les poussées typiques d'œdème et par de véritables épaississements des tractus de tissu conjonctif.

Ce qui précède peut également s'appliquer au sclérème de la peau.

Les sclérèmes de la peau ne sont pas davantage de nature inflammatoire. Mais le premier symptôme de toute sclérodermie, qu'elle que soit sa cause, est un œdème lymphatique, une infiltration ligneuse, une tuméfaction circonscrite (sclérodermie en plaque) ou diffuse du tissu cutané. A cet état correspondent cliniquement une augmentation de la tension de la peau, un abaissement de la température, une perte de la sensibilité. On ne sait pas encore quelle est la cause directe de cette modification; mais la présence de l'œdème indique incontestablement qu'il s'agit d'une stase et d'une anomalie d'absorption dans la profondeur de la peau, œdème qui ne manque jamais au début (en tant qu'il s'agit de cas observés dès l'origine). Mais d'autre part, tous les symptômes de phlébite et de lymphangite capillaires font défaut, ainsi que les érysipèles, les dépôts de lymphe dans le tissu, même dans les formes qui ont une marche aiguë (sclérème des nouveau-nés), de sorte que la différence entre les sclérèmes et l'éléphantiasis des Arabes devient très évidente.

Mais ce qu'on doit regarder comme typique dans les sclérèmes, c'est la terminaison de toutes les variétés par l'atrophie du tissu conjonctif, en opposition à l'éléphantiasis qui se termine toujours par de l'hypertrophie.

La plupart des cas observés ont été décrits et caractérisés par les auteurs en vue de cette dernière période.

Mais les sclérèmes ne sont pas non plus des atrophies pures de la peau, comme celles que l'on a observées à la suite de lésions nerveuses, de maladies de la moelle épinière, etc. De même il faut distinguer de ces affections l' « atrophie généralisée » de Wilson, qui est une atrophie de la peau à marche progressive, vraisemblablement congénitale, survenant en tout cas de très bonne heure, avec pigmentation et telangiectasies, et que j'ai désignée sous le nom de liodermie essentielle.

Le caractère diagnostique qui permet de distinguer ces deux derniers processus du sclérème consiste en l'absence d'œdème et de phénomènes de stase en général au début des premiers, tandis que ces symptômes ne manquent jamais dans les sclérèmes de la peau. Dans l'évolution ultérieure, la terminaison par atrophie apparaît au premier plan dans les sclérèmes et leur aspect morbide se rapproche finalement beaucoup des atrophies pures de la peau.

Troubles hémorrhagiques de nutrition de la peau.

Nous avons indiqué comme point de départ et caractère essentiel pour la dernière série de dermopathies dont nous venons de parler, la stase mécanique dans les vaisseaux veineux et lymphatiques et en même temps l'absence d'altération inflammatoire des parois des vaisseaux. Ici, comme dans les maladies inflammatoires de la peau, on a souvent constaté que, sous l'influence d'une simple augmentation du processus pathologique, il se produit, outre les autres phénomènes de l'inflammation ou de la stase mécanique, une diapédèse plus abondante de globules rouges à travers les parois vasculaires. Ce fait nous conduit logiquement à un deuxième groupe de maladies de la peau, dans lesquelles manquent également l'altération inflammatoire primaire des parois des vaisseaux et les stases lymphatico-veineuses mécaniques, mais dont le caractère essentiel est néanmoins l'accroissement de la transsudation des corpuscules rouges à travers les parois des vaisseaux de la peau. Nous n'avons pas à résoudre ici la question de savoir si, dans ces maladies, l'élément primaire consiste dans une modification des parois mêmes des vaisseaux sanguins ou si, comme on l'a supposé; il est provoqué par une maladie des éléments du sang.

Ce groupe comprend, soit certaines hémorrhagies traumatiques indépendantes. des irritations extérieures de la peau (ecchymoses), soit des hémorrhagies dont le rapport avec des affections générales ou avec des troubles organiques d'une autre nature est incontestable. Nous les considérerons, aussi longtemps que le processus qui en forme la base ne sera pas plus exactement connu, comme des hémorrhagies essentielles de la peau. Tels sont le purpura avec ou sans formation papuleuse secondaire (lichen livide de Willan) et la maladie maculeuse de Werlhof, quand les troubles organiques généraux sont plus prononcés, et le scorbut.

Troubles de l'innervation (idionévroses) de la peau.

Sous le nom d'idionévroses de la peau, nous désignons exclusivement les troubles fonctionnels survenus dans la sphère des ramifications des nerfs cutanés, qui ne sont pas déterminés par des altérations trophiques de la peau, c'est-à-dire ni par des lésions de développement simplement inflammatoire, ni par des troubles vasomoteurs, ni par des troubles de nutrition de la peau, à moins que cependant ces troubles de nutrition s'y ajoutent comme processus secondaires, ainsi que cela arrive souvent. Ces affections sont donc faciles à distinguer des dermatoses nerveuses provoquées par des modifications pathologiques des troncs sensisifs, dermatoses dont le point de départ n'appartient pas à l'innervation de la peau elle-même, et des angionévroses, dans lesquelles il s'agit d'une anomalie de la tonicité des vaisseaux que révèlent les troubles cutanés trophiques. Aux idionévroses appartiennent non seulement les névroses de la sensibilité, mais aussi celles de la motilité de la peau.

Les névroses de la sensibilité se divisent en deux groupes. Parfois le trouble de la sensibilité représente une augmentation, une diminution ou une disparition de la sensibilité tactile normale, c'est-à-dire du rapport de la peau avec des irritations extérieures qui affectent le sens du tact. On décrit les maladies de ce groupe, qui surviennent le plus souvent à la suite de lésions des centres nerveux, sous le nom d'hyperesthésie, d'anesthésie et de parasthésie de la peau.

Les maladies du deuxième groupe se distinguent nettement de celles du premier ; celles du premier concernent, comme il a été dit, exclusivement la peau comme organe du toucher (organes des sens) et ne comprennent que les modifications que la fonction des nerfs de la peau a subies, par rapport au monde extérieur ; les névroses du second groupe n'ont rien à faire avec les impressions des sens venues du dehors, mais réflètent seulement chaque fois l'impression que produit sur notre conscience l'état de notre peau ou de quelques-unes de ses parties en elles-mêmes et sans rapport avec le monde extérieur. On désigne cette forme d'activité de notre conscience sous le nom de « sensation générale » et lorsqu'il s'agit de la peau, de « sensation cutanée générale ».

Mais on peut percevoir les troubles de la sensation générale cutanée de deux façons différentes.

En premier lieu, sous forme de sensations douloureuses, par conséquent tout à fait de la même manière que les troubles de la sensibilité cutanée, par rapport aux irritations extérieures. C'est que nous n'avons précisément dans notre conscience qu'un seul paradigme pour la projection de tous les troubles qui arrivent au cerveau par l'intermédiaire des ramifications des nerfs cutanés, qu'ils aient été provoqués par des impressions extérieures des sens de nature anormale ou par des rapports anormaux dans l'organisme même.

Nous désignons sous le nom de névralgies cutanées, les maladies nerveuses de la peau qui font dans la conscience l'impression illusoire d'une irritation, à durée uniforme, d'un tronc nerveux ou de son territoire d'expansion.

En deuxième lieu, sous forme de sensation de prurit. Il s'agit ici de sensations, que la conscience perçoit, comme si des irritations simultanées très légères avaient lieu sur les terminaisons nerveuses les plus extérieures dans la peau (analogues par exemple à celles produites par de petits animaux courant sur le tégument externe (fourmis), ou par des chatouillements, des picotements, comme des bulles de gaz qui éclateraient, etc.). Cette dernière espèce de trouble — sensation de prurit — est manifestement très voisine de la sensation de chatouillement, dans laquelle il s'agit également d'une irritation multiple insignifiante des terminaisons nerveuses — provoquée toutefois par une irritation extérieure. Nous désignons cette maladie, qui se traduit par un violent prurit, sans aucun autre trouble — par conséquent sous forme d'une simple névrose de la sensibilité — sous le nom de prurit de la peau, de prurit cutané.

Elle sert en même temps de transition à une autre névrose de la sensibilité de la peau qui ne se distingue d'elle que parce qu'elle affecte en même temps les muscles de la peau et représente la deuxième espèce des maladies de la sensibilité cutanée. Cette affection est le prurigo.

L'étude anatomique de la peau prurigineuse nous enseigne ce qui suit : on trouve tout d'abord toutes les modifications histologiques bien connues que présente le derme atteint d'irritation chronique.

Derby et Gay n'ont aussi trouvé dans les follicules pileux et dans les gaines des racines que des lésions qui existent également dans d'autres processus chroniques de la peau avec ou sans prurit et sans papules, par exemple le développement stalactiforme des gaines de la racine et l'épaissississement des fibres lisses des muscles, des muscles érecteurs des poils, qui existe bien à un degré prononcé dans le prurigo, mais qui apparaît aussi dans d'autres processus dépendants des follicules pileux, par exemple dans le lichen ruber et le lichen scrofuleux.

Mais tous les auteurs ont signalé dans le prurigo un épaississement de la couche cornée au-dessus de la papule. La couleur de la papule — si elle n'a pas été grattée — est celle de la peau saine. Tout ceci vient à l'appui de cette opinion que la papule dans le prurigo n'est pas autre chose qu'une variété de lichen pilaire, un épaississement de l'épiderme autour d'un follicule de poil follet, ou bien autour de l'orifice d'une glande sébacée lequel est presque aussi large dans les poils follets.

Mais nous connaissons en outre un processus qui consiste dans l'érection du follicule pileux et le soulèvement de son orifice autour du poil qui se dresse par suite d'une contraction des érecteurs des poils — chair de poule. — Cette chair de poule est le compagnon constant de la papule de prurigo et apparaît naturellement plus énergiquement qu'ailleurs lorsque les érecteurs des poils sont hypertrophiés. La chair de poule apparaissant souvent et brusquement sous l'influence d'affections morales ou de changements de température, on la considère comme une contraction spasmodique des muscles, par conséquent comme une névrose de la motilité de la peau.

Examinons encore d'autres points : les papules de prurigo ont leur siège au niveau des follicules des poils follets; elles ne présentent aucune trace de fluxion inflammatoire, car elles ont la coloration de la peau ; elles restent à l'état de papules pendant toute leur durée (si elles ne sont pas grattées) et ne se transforment jamais en vésicules ou en pustules; elles ne déterminent pas de douleur, la température dans les parties adjacentes n'est pas augmentée, elles ne sont jamais entourées d'un cercle hyperhémique, elles ne présentent donc sous aucun rapport les caractères d'une fluxion inflammatoire. Or, si les papules de prurigo ne sont pas des efflorescences de nature inflammatoire, si, en outre, l'examen clinique et histologique permet d'exclure complètement les infiltrations de cellules, comme dans les processus de granulation, si de plus on ne trouve pas d'amas de parasites végétaux, si d'un autre côté la localisation des papules indique d'une manière incontestable leur rapport avec les follicules pileux des poils follets et s'il existe une ressemblance clinique avec le lichen pilaire et une analogie fonctionnelle avec la peau ansérine, si enfin dans le deuxième symptôme principal du prurigo, le prurit intense, il y a un état qui ne s'explique nullement par des processus inflammatoires, mais doit être provisoirement admis sans explication possible comme une névrose de sensibilité de la peau, comme le prurit, la conclusion suivante est bien justifiée : Le prurigo est, comme le prurit, une névrose de la sensibilité de la peau. Il se distingue de ce dernier par l'apparition primaire de papules qui, comme le prurit, représentent une névrose de la sensibilité, c'est-à-dire une névrose de la contractilité de la peau dont la caractéristique la plus exacte est anatomiquement donnée par l'hypertrophie des fibres lisses des muscles et physiologiquement par la présence simultanée de la peau ansérine, qui représente une contraction musculaire chronique des érecteurs des poils, une espèce de contracture spasmodique de ces derniers.

La notion du prurigo et de son rapport avec le prurit simple est encore clairement établie par les considérations suivantes :

Premièrement, l'apparition presque constante de l'urticaire, c'est-à-dire d'une contraction vasculaire prononcée dans la peau, dans le prurigo des enfants, c'est-à-dire avec les premières éruptions de la maladie.

Deuxièmement, l'éruption papuleuse spécifique du prurigo ne manque dans aucun cas — sans cela on ne peut porter le diagnostic prurigo, — et il existe à peine un cas de prurigo dans lequel l'éruption papuleuse ne survienne à un degré plus ou moins prononcé dans le cours d'une poussée, tandis que le prurit et les symptômes eczémateux ne subissent pas la plus légère diminution.

Des troubles dans le développement de la peau en général.

Si nous récapitulons les processus pathologiques cutanés dont il a été question dans les chapitres précédents, on voit que tous ces processus, sans exception, portent sur la nutrition de la peau dans son ensemble. Par trouble de nutrition d'un organe, nous entendons précisément un dérangement quelconque, qualificatif ou quantitatif, dans le rapport des fonctions physiologiques des différentes parties du tégument entre elles ; comme résultats typiques de ce dérangement, on voit survenir les formes nosologiques de l'inflammation, de l'anomalie de résorption, du trouble d'innervation. Ces troubles de nutrition ont souvent aussi pour conséquence des modifications plus ou moins stables dans les éléments des tissus, ainsi que dans leur mode de réparation, comme l'indiquent clairement les hypertrophies simples de tissu qui persistent souvent après les inflammations chroniques. La peau en présente un exemple tout particulièrement évident par cette modification secondaire de la couche de cellules la plus superficielle privée de vaisseaux, l'épiderme, qui, sous forme de desquamation chronique, persiste souvent à la suite de processus érythémateux et eczémateux.

Nous nous servirons de ce dernier exemple pour quelques explications ultérieures. Une desquamation de l'épiderme peut aussi se faire d'une autre manière, sans processus congestif préalable dans la couche qui porte les vaisseaux de la peau ; nous rappellerons cette maladie qui survient peu après la naissance, et que l'on désigne sous le nom d'ichtyose simple (avec desquamation diffuse ou — à un degré plus léger — avec une simple furfuration). Dans les deux cas, dans la desquamation consécutive à une inflammation, ainsi que dans l'ichtyose, nous avons affaire à un remplacement excessivement rapide et abondant de la couche cornée ; la différence avec l'état normal consiste, non dans une altération des processus physiologiques vitaux et dans leurs rapports avec d'autres processus, mais dans une anomalie simplement quantitative de la croissance des éléments épidermiques ; dans le premier cas, comme reliquat d'un trouble de nutrition, dans le second, comme l'expression d'une anomalie de nutrition des éléments de tissu dont la prédisposition existait déjà.

Dans le deuxième cas, il n'y a entre la cause que nous ne connaissons pas et le processus de l'ichtyose aucun intermédiaire ; il s'agit d'une affection primaire, mais elle se trouve par avance dans le type de développement du tissu, autrement dit dans les lois de développement de certains éléments de tissu.

Ce que j'ai exposé (1) ici pour une maladie congénitale, l'ichtyose, est également vrai pour une maladie acquise, comme par exemple certaines kératoses cutanées, le cor aux pieds.

(1) L'objection éventuelle qu'il s'agit aussi dans ce cas d'un processus inflammatoire préalable, mais intra-utérin, dont la conséquence est l'ichtyose, est erronée. Car d'abord on n'a jamais démontré l'existence d'un semblable processus intra-utérin, et en second lieu nous nommons précisément anomalies de croissance les processus dans lesquels les éléments de tissu sont encore, avant leur développement complet, influencés de telle façon que leur fonction devient atypique.

De même on peut maintenir la différence entre le trouble de nutrition et l'anomalie de croissance même pour les tissus qui, en raison de leur structure anatomique, sont le siège direct et primitif des troubles de nutrition, par conséquent dans notre cas pour le derme.

Dans l'épiderme, la différence a, il est vrai, pour base sa nature qui représente un dépôt contigu d'éléments indépendants à peu près équivalents, qui dépendent complètement dans leur nutrition du tissu fondamental qui renferme les vaisseaux. S'il y a inflammation du derme, il faut aussi considérer le changement dans l'épiderme comme un processus dépendant de l'inflammation, par conséquent lui ressortissant. Mais si le derme est à l'état normal et que les éléments épidermiques seuls soient dans des conditions anormales, il s'agit alors simplement d'une anomalie de croissance qui est indépendante des troubles de nutrition dans le tissu fondamental qui contient des vaisseaux. Il en est autrement à la vérité du derme qui, émanant de la couche germinative moyenne, comprend toutes les formes de la substance conjonctive, vaisseaux, nerfs, tissu conjonctif, tissu élastique, graisse et qui, par conséquent dans les déviations de croissance des éléments des tissus, présente aussi un caractère polymorphe. Toutefois ici aussi (dans ce que j'ai appelé chorioblastoses) le type de l'anomalie de croissance se reconnaît en général facilement aux différentes phases de son développement pathologique, par exemple, pour toute une série de tumeurs de la peau, à la transformation des éléments de tissu conjonctif en formes plus avancées de tissu (fibres de tissu conjonctif en forme de cordons, fibres élastiques, os, cartilages, graisse, mucus, tissu colloïde, muscles, etc.) ; mais cette transformation est hétérotypique quant à la qualité et à la quantité.

D'après ce qui précède, il est évident que les anomalies de croissance de la peau peuvent se différencier, selon qu'elles se rattachent aux lois anatomiques et physiologiques de croissance de la couche épithéliale ou selon qu'elles se rapportent aux lois de croissance de la couche de tissu conjonctif de la peau.

Comme en outre toutes les formations annexes et glandulaires, les glandes sébacées et sudoripares, les poils et les ongles procèdent de la couche cornée ou plus exactement de la couche épidermique qui provient de cette couche par renversement en dehors ou en dedans, il est clair que toutes les anomalies de ces parties doivent être rattachées aux anomalies de croissance et en réalité à la partie épithéliale dont il a été question tout d'abord.

Anomalies de développement de la peau d'origine et de type épithélial (épidermidoses)

Si à présent nous passons en revue les formes morbides que j'ai décrites sous le nom d'épidermidoses, nous trouvons qu'elles se divisent en trois groupes :

Le premier comprend les maladies de la peau dans lesquelles l'anomalie de croissance se montre principalement sous la forme d'une anomalie du processus de kératinisation de l'épiderme (kératonoses).

Le deuxième groupe renferme les altérations de pigmentation dont le siège dans la peau normale est également l'épiderme (chromatoses).

Le troisième est constitué par ces maladies de l'épiderme dont la nature se traduit par un processus anormal de croissance des éléments épidermiques jeunes, non encore kératinisés, de la couche dite épineuse (acanthoses d'ἄκανθοσ, épine).

Quant aux anomalies de kératinisation, bien que jusqu'à présent nos connaissances soient peu étendues sur la nature de ce processus, nous savons cependant qu'il s'agit ici, non seulement d'une modification morphologique, mais encore d'une transformation essentiellement chimique (formation d'une substance particulière, de la kératine) qui sert de base aux productions épithéliales devenues plus anciennes ; la limite entre les cellules épineuses du réseau de Malpighi et la couche cornée est constituée par quelques couches de cellules contenant des noyaux (couche de Langerhans), qui se développent aux dépens des cellules épineuses proprement dites qui perdent leurs épines et se serrent plus intimement les unes contre les autres ; toute cette couche doit être probablement considérée comme donnant la mesure du processus de kératinisation, puisque la couche cornée la plus jeune lui succède immédiatement (stratum lucidum de Oehl, couche cornée basale d'Unna). Cependant on ne sait pas encore si la substance de nature oléiforme (Ranvier) ou colloïde (Waldeyer) contenant des noyaux, l'«eléidine » ou « kératohyaline » de ces auteurs, est celle qui donne la mesure du processus de kératinisation.

Il est inutile de dire que le poil et l'ongle appartiennent au type des productions cornées.

Mais le processus physiologique de la sécrétion sébacée

et celui de la secrétion sudorale se rapproche beaucoup de celui de la kératinisation. Les follicules glandulaires sont, comme on le sait, des invaginations de l'épiderme dans le derme et la portion épidermique des glandes sébacées se présente sous forme d'un épithélium à une ou plusieurs couches tapissant le conduit des glandes sébacées. Cette couche épithéliale, l'enchyme des glandes sébacées, produit le sebum par la transformation morphologique et chimique graduelle de ses cellules, exactement comme les cellules des couches épidermiques jeunes se transforment peu à peu en lamelles de la couche cornée. Dans les glandes sudoripares plus volumineuses, par exemple dans les cavités axillaires, le processus est manifestement le même, leur sécrétion se rapproche, comme celle des glandes cérumineuses de l'oreille, de celle des glandes sébacées, tant par leur contenu graisseux que par les cellules qui y apparaissent en grand nombre. On ne sait pas encore exactement si l'on doit considérer la sueur comme un produit de transformation de l'enchyme des glandes sudoripares ou comme une sécrétion fournie directement par les vaisseaux sanguins. On ne nous blâmera pas toutefois, si nous rangeons, parmi les anomalies de la formation cornée, les anomalies de sécrétion des glandes sudoripares, ainsi que celles de la sécrétion sébacée.

D'après ce que nous venons de dire, on doit considérer le processus anomal de kératinisation et les anomalies de sécrétion comme des processus physiologico-chimiques ; elles ne se compliquent pas d'une maladie des couches épidermiques jeunes et ne sont pas provoquées par elle.

Le contraire se produit quelquefois ; un trouble dans

le processus de kératinisation a, parfois, pour conséquences des phénomènes morbides secondaires dans la couche cornée que l'on peut expliquer souvent par l'augmentation de pression des couches cornées hypertrophiées sur les parties sous-jacentes, par exemple dans les callosités.

Aux kératonoses appartiennent, outre les anomalies pures de kératinisation (kératoses), comme il a été établi ci-dessus, les anomalies de la formation pileuse (trichoses), de la production unguéale (onychoses), de la sécrétion sébacée (stéatoses) et de la sécrétion sudorale (idroses), et on pourra désigner chacune de ces anomalies, suivant que l'on verra prédominer une exagération, une diminution, ou une déviation du type de croissance, sous le nom d'hyperkératose, de kératolyse ou de parakératose ; ou celui d'hypertrichose, d'atrichose ou de paratrichose, etc...

Il nous sera facile, à l'aide d'un court résumé des lésions anatomo-pathologiques des maladies les plus caractérisées qui appartiennent à cette classe, de justifier par des exemples les explications générales ci-dessus.

Dans ce but, parmi les hyperkératoses, prenons l'ichtyose.

L'ichtyose est une hyperkératose pure aussi bien dans sa forme plate que dans sa forme verruqueuse.

Une couche cornée considérable, riche en graisse, souvent pigmentée s'étend sous forme d'une surface plate ou en saillies analogues à des pelures d'oignons sur une couche de cellules épineuses délicates, jamais épaissies, souvent même amincies. Les prolongements interpapillaires du réseau et les papilles de l'ichtyose plate sont peu allongés ; dans l'ichtyose cornée, ils sont au contraire souvent très prononcés, mais ils ne sont jamais ramifiés, arborescents ; pas plus que les prolongements réticulaires ils n'envoient de ramifications dans le derme. Il n'existe en outre dans le derme et dans les papilles aucune néoformation cellulaire inflammatoire, aucun épaississement de tissu ; par contre, dans les papilles, les vaisseaux forment çà et là des sinuosités et des méandres ; dans la profondeur, ils sont quelquefois épaissis ; dans les glandes de la sueur, il y a çà et là des obstructions et des kystes ou des cylindres hyalins ; dans les follicules pileux, on trouve des espaces creux, semblables à des perles, formés par des lamelles cornées, des excroissances partant des gaines de la racine vers les follicules pileux (comme on le voit néanmoins aussi dans d'autres affections chroniques de la peau et même dans la peau normale), enfin, un épaississement des muscles érecteurs des poils (Esoff.).

Toutes ces lésions, autant qu'elles sont de nature positive, peuvent se ramener à un développement corné exagéré qui exerce sur la partie sous-jacente une série de pressions, sans que, au dessous de la zone de kératinisation jusqu'au tissu conjonctif sous-cutané, il se produise des processus actifs indépendants. La nature du corps papillaire, par exemple, montre clairement que les modifications y sont produites par des influences purement mécaniques, surtout si on les compare à des processus dans lesquels il s'agit de processus actifs dans les couches épidermiques jeunes de la peau, par exemple avec formation de verrues et de condylomes, où la ramification arborescente de la couche épineuse qui s'hypertrophie et la ramification arborescente des papilles du derme qui y correspond, jouent le rôle principal.

Il faut également rapporter à l'action des pressions mécaniques les ondulations des vaisseaux papillaires, ainsi que l'épaississement des parois des vaisseaux, d'autant plus que j'ai trouvé des lésions analogues dans les vaisseaux profonds du derme, même dans des cors existant depuis longtemps.

Quant aux maladies des follicules glandulaires et pileux dans l'ichtyose, il est évident qu'ici l'anomalie de kératinisation s'est aussi prolongée dans les invaginations de la peau, et l'on peut ainsi expliquer facilement toutes les lésions qui s'y rapportent.

Il faut encore ranger dans les hyperkératoses le lichen pilaire, anomalie de kératinisation qui se rapporte exclusivement aux conduits excréteurs des follicules pileux et qui se produit sous forme d'un épaississement peu considérable, le plus souvent passager, et d'un amas léger de squames autour de ces conduits ; cependant elle n'a rien à faire avec la sécrétion des follicules sébacés ou avec les poils eux-mêmes, mais elle appartient aux lamelles de la couche cornée qui en forment le rebord ; parfois elle est liée au soulèvement papuliforme des orifices folliculaires eux-mêmes et plus fréquemment encore à la contraction des muscles des follicules pileux (peau ansérine). Elle se distingue par là essentiellement des productions papuleuses inflammatoires en général et spécialement de celles qui ont leur siège autour des conduits excréteurs des follicules (acné, sycosis) et on est par conséquent, comme on le verra plus loin, dans la théorie des efflorescences, autorisé à donner à cette anomalie le nom de lichen.

Quand cette production de squames autour des follicules est congénitale et se renouvelle chaque fois avec la chute des amas squameux, de telle sorte que la peau présente constamment l'aspect d'une râpe, il faut considérer cette forme congénitale de lichen pilaire comme un degré modéré d'ichtyose autour des follicules ; je désigne cet état sous le nom d'ichtyose folliculaire.

Enfin il faut compter parmi les hyperkératoses en foyer les cornes cutanées ; toutefois elles ne surviennent pas autour des follicules, mais librement dans le tissu ; on pourrait y ajouter les callosités et le cor, sur la nature desquels, en tant qu'anomalies simples de kératinisation, je n'ai aucune remarque à faire.

Plaçons maintenant, pour faciliter la comparaison, en regard des hyperkératoses un exemple de kératolyses. Ainsi le pityriasis joue ici le rôle principal, non le pityriasis qui succède à des processus fluxionnaires (eczéma squameux), mais le pityriasis alba du cuir chevelu que les auteurs ont à tort décrit comme une séborrhée sèche du cuir chevelu et qui évolue complètement sans rougeur de la base, et le pityriasis rubra essentiel (Devergie) dont la base rouge tient à la dénudation de la couche profonde du réseau de Malpighi, non par fluxion, car elle évolue presque toujours sans élévation de température, sans humidité, sans efflorescences et sans production d'amas de squames; elle amène l'atrophie de la peau (Hans Hebra) et présente, en bloc, manifestement l'aspect d'un processus cachectique de la peau.

Enfin les paratypes du processus de kératinisation

représentent deux maladies que je considère comme très voisines l'une de l'autre : le psoriasis et le lichen ruber.

Les phénomènes cliniques dans le psoriasis font voir que l'essence de cette dermatose n'est pas, comme on le dit généralement, un processus inflammatoire de la peau. Personne n'a encore démontré dans le psoriasis une exsudation liquide, une sécrétion purulente, des abcès, des ulcérations — par conséquent les signes cliniques essentiels d'un processus exsudatif typique. Ce que cliniquement on pourrait expliquer comme étant de nature inflammatoire n'est que la coloration rouge des papules initiales du psoriasis non encore recouvertes d'une couche squameuse épaisse et ensuite la congestion sanguine de la base qui, dans le psoriasis, se reconnaît à ce que, après l'enlèvement de l'amas squameux déposé sur la plaque, il se fait, chaque fois et immédiatement après, une hémorrhagie par les nombreux stomates isolés et béants de la base de la plaque. La rougeur des jeunes papules de psoriasis doit être en réalité considérée comme une rougeur hyperhémique ; elle disparaît sous la pression du doigt et s'efface avec l'augmentation du dépôt squameux, de sorte qu'on ne remarque pas de cercles inflammatoires rouges autour des plaques, qui se développent ultérieurement, comme dans d'autres affections inflammatoires de la peau. La rougeur hyperhémique de la base fait place à une stase veineuse dans les vaisseaux sur lesquels repose l'amas squameux, et c'est cette stase qui donne lieu aux hémorrhagies après l'enlèvement des squames.

Les parties du derme où la pression a déterminé une stase nous donnent également un état tout à fait analogue, même dans d'autres maladies, qui n'ont certainement rien de commun avec l'inflammation, par exemple les verrues qui, après le raclage des proliférations épidermiques, présentent toujours une base hémorrhagique.

Les raisons cliniques données par Lang à l'appui de la nature parasitaire du psoriasis, tout aussi bien que l'absence de tout symptôme inflammatoire, prouvent que la maladie a un siège superficiel, et réside primitivement dans l'épiderme, quoique on n'ait pas pu jusqu'à présent démontrer d'une manière suffisamment évidente la présence d'un champignon comme pathognomonique du psoriasis.

Mais aux observations cliniques correspondent aussi les caractères anatomiques du psoriasis, puisqu'on les rencontre toujours.

Les faits anatomiques constants sont les suivants :

Épaississement de la couche cornée qui consiste en lamelles opaques, sèches, se détachant continuellement.

La couche dite cornée (couche de Langerhans), la couche épineuse proprement dite et enfin les cellules cylindriques à la base de l'épiderme présentent des transitions de développement plus fortes et plus rapides : augmentation des noyaux et des corpuscules granuleux dans les couches profondes de la couche épineuse, granulations plus abondantes dans les cellules plus élevées qui se transforment en cellules granuleuses proprement dites, chute plus rapide des épines et dépôt contigu plus épais des cellules de la couche cylindrique vers la partie supérieure. Enfin les prolongements des cellules cylindriques atteignant le derme vers leur partie inférieure se frangent de telle sorte que, à la limite des papilles, les prolongements interpapillaires du réseau présentent l'aspect d'un balais de bouleau ou d'une palissade ; on dirait qu'il y a sur les papilles, au lieu d'une, plusieurs couches de cellules basales cylindriques (ou plutôt en forme d'S).

On ne trouve dans le psoriasis, ni une véritable augmentation considérable de la couche épineuse, ni un épaississement appréciable et un allongement des papilles du derme. Ce que les auteurs ont dit sur ce point repose sur des résultats accidentels qui n'ont rien à faire avec le processus psoriasique.

Enfin, comme symptôme constant, il existe une congestion des vaisseaux papillaires, çà et là aussi une disposition en spirale et un enroulement de telle ou telle anse papillaire ; au voisinage des vaisseaux — mais seulement lorsqu'une plaque de psoriasis existe depuis longtemps — on constate une augmentation des cellules rondes et fusiformes dans les papilles et une distension œdémateuse du tissu conjonctif. On a parlé d'infiltration cellulaire abondante, d'épaississement du tissu conjonctif, d'hypertrophie musculaire, de dilatation des conduits des glandes sudoripares et des glandes sébacées (augmentation des cellules qu'ils renferment, enfin néoformation de papilles, Neumann) ; ce sont, à notre sens, en partie des erreurs commises par les observateurs, en partie des complications accidentelles ou passagères.

On peut bien observer dans le psoriasis toutes les modifications épidermiques ci-dessus, mais dans toutes les kératoses elles apparaissent plus ou moins de la même manière ; c'est ainsi que sur des coupes de callosités ou de peau ichtyosique par exemple, les modifications sont tout à fait analogues.

Les processus épidermiques, dans le psoriasis, consistent évidemment, en premier lieu, en une anomalie du processus de kératinisation, en outre en une augmentation modérée du processus de croissance des cellules épidermiques jeunes (extension peu importante des prolongements interpapillaires consécutive à un léger gonflement des cellules et à la multiplication des noyaux) ; car, en raison de l'augmentation des échanges nutritifs dans la couche épineuse, on peut observer une kératinisation plus rapide, mais en même temps moins parfaite des cellules épidermiques. Cliniquement, ce fait se traduit par la formation d'amas de squames provenant de masses de la couche cornée, sèches, opaques, fendillées, lamelleuses, mais peu adhérentes. En même temps il est facile d'observer que, sous ces squames qui se détachent facilement, la couche cellulaire jeune de l'épiderme présente une solution de continuité plus considérable et une grande fragilité, de sorte qu'on arrive immédiatement, au-dessous des cellules, à la couche cylindrique du réseau à travers laquelle on entrevoit les vaisseaux des papilles et, quand on la soulève, on met à nu les vaisseaux papillaires saignants. L'anomalie de kératinisation dans le psoriasis s'accompagne par conséquent d'une anomalie modérée de croissance même des couches épidermiques jeunes, et c'est ainsi que se forment ces plaques squameuses qui donnent à la maladie son caractère particulier.

A côté du psoriasis il faut ranger une deuxième forme pathologique, le lichen exsudatif ruber de Hebra avec sa variété : le lichen plan de Wilson que je place également parmi les kératoses paratypiques. En voici les motifs :

Au point de vue clinique, ces lichens sont analogues aux différentes productions papuleuses qu'il faut considérer comme des kératoses, spécialement au psoriasis qui commence toujours par des papules de coloration rouge brun. Mais, tandis que la forme de début du lichen ruber présente toujours cette accumulation d'épiderme autour des orifices des follicules pileux, que l'on a d'ailleurs décrite comme lichen pilaire, dans le psoriasis la papule se transforme bientôt en disque diffus. Toutefois, après avoir atteint un degré élevé d'intensité et d'extension, au point que les papules rouges, isolées au début, apparaissent toujours de plus en plus confluentes, la surface de ces groupes de papules se recouvre aussi dans le lichen d'une couche de squames blanchâtres, très adhérentes, qui donnent aux parties atteintes l'aspect d'une peau psoriasique ; la paume des mains et la plante des pieds spécialement se recouvrent — sans papulation antérieure — d'une callosité épidermique épaisse, squameuse, fendillée ; les ongles deviennent friables, épaissis, ternes ; les poils s'amincissent et tombent peu à peu.

De ce tableau clinique du lichen ruber dans sa forme diffuse invétérée, il faut rapprocher le psoriasis diffus invétéré ; dans les deux cas, en effet, il peut survenir un état hyperhémique de la couche papillaire qui met en évidence la ressemblance des deux processus à cette période, avec un eczéma diffus, rouge, squameux.

Les différences cliniques dans l'évolution du psoriasis et du lichen ruber paraissent dépendre de ce que la première de ces maladies a son point de départ dans la *continuité* de la peau, la deuxième dans les couches épidermiques des follicules pileux. Le processus dans le psoriasis s'étend par la périphérie en segments de cercle, tandis que le centre des plaques pâlit et guérit. Dans le lichen, la maladie progresse dans les gaines de la racine des poils, donc perpendiculairement à la surface cutanée dans une direction ascendante ou descendante, suivant que le processus a commencé plus ou moins profondément dans le follicule pileux. C'est là peut-être aussi la cause de l'accumulation épidermique plus considérable qui se produit sous forme d'un petit amas papuleux acuminé dans le premier cas, d'une dépression du centre de la papule épidermique dans le second, lorsque le processus gagne la profondeur, de la formation d'une espèce d'ombilic ; le premier cas constitue le lichen ruber (acuminé) d'Hebra, le second, le lichen plan de Wilson.

Résumons les conditions cliniques. Au début, dans le lichen ruber et dans le lichen pilaire, ainsi que dans le psoriasis, il n'existe pas de véritables efflorescences inflammatoires, mais de simples accumulations épidermiques, à développement progressif, qui, par pression sur les parties sous-jacentes, déterminent de l'hyperhémie et une fluxion secondaire, la coloration rouge, rouge brun des papules (extravasation du sang par pression hors des vaisseaux papillaires), tandis que l'extension continue de la maladie de la couche cornée entraîne finalement la production de surfaces squameuses étendues.

Le caractère des kératonoses se trouve donc complètement élucidé par ces études préliminaires ; aussi puis-je

me dispenser ici de pénétrer plus intimement dans la
nature des anomalies qui se rattachent aux kératoses proprement dites : anomalies de la sécrétion glandulaire et de
la croissance du poil et de l'ongle ; je laisse de côté les
chromatoses et je me bornerai, en ce qui concerne la
nature des maladies de la couche épineuse de l'épiderme, à
montrer par quelques exemples leur caractère nosologique.

La verrue et le condylome représentent le type de la
prolifération simple de la couche épineuse (de l'hyper-
acanthose) ; le pemphigus celui de l'atrophie de la couche
épineuse (acantholyse) ; l'acanthome que j'ai nommé
alvéolaire (le cancer de la peau dans ses différentes variétés), celui de la croissance paratypique (paracanthose).

Dans toutes ces anomalies de la couche épineuse, c'est
surtout le rapport de la couche cylindrique basale, de la
couche cellulaire germinative du réseau avec le derme qu'il
faut prendre en considération ; par conséquent ce sont
les modifications survenues au niveau des prolongements
de l'épiderme et du chorion, c'est-à-dire dans le corps
papillaire qui prédominent, tandis que les cellules gra-
nulées de la couche de Langerhans (stratum granuleux,
d'Unna), au-dessous de la couche cornée, représentent la
ligne de démarcation entre les kératonoses et les acan-
thonoses, et paraissent jouer le principal rôle dans les anomalies de kératinisation. Dans les verrues et les condylomes, comme dans le pemphigus et l'épitheliome, il ne
se produit par conséquent jamais une abondante desquamation ou une accumulation considérable de squames ; la
production cornée se fait toujours dans ces cas d'une manière tout à fait normale.

Cela suffit pour les rapports entre les couches germinatives du stratum corné d'une part et celles de la couche épineuse de l'autre. Mais quel est le rapport entre la couche épineuse de l'épiderme et le plan supérieur du derme? Faut-il considérer — comme on l'a cru assez souvent, et comme la théorie régnante le suppose encore actuellement — toutes les modifications de la première uniquement comme secondaires, comme une conséquence de l'état éventuel des papilles du derme ?

Pour expliquer les lésions histologiques, on a admis que tous les processus morbides superficiels de la peau partent, non seulement de la couche papillaire, mais sont encore associés à un allongement de chaque papille. Or, l'état objectif montre en réalité que — même si l'augmentation de volume des papilles ne se produit pas d'une manière active — elle a lieu à un faible degré dans les kératoses, à un degré plus élevé dans les acanthoses ; quant au développement complet des papilles, il est toujours discutable. Mais on en dit autant de tous les autres processus, même lorsqu'ils se manifestent à un très faible degré sur la couche épithéliale, qu'il s'agisse d'une simple hyperhémie ou de véritables exsudations, d'infiltrations inflammatoires ou de formation fibreuse néoplasique de cellules et de tissu conjonctif ; les papilles « allongées » forment l'inévitable refrain de la mélodie histologique ; en outre on s'occupe de l'accroissement en longueur, sans tenir compte de la longueur et de la nature des papilles de la peau normale.

Or, on sait que la seule différence physiologique entre la couche papillaire et les autres parties du derme consiste dans

la projection des prolongements épidermiques dans l'intérieur de cette couche ; pour tout le reste, il n'y a aucune différence entre les deux couches. Un processus inflammatoire
évolue dans la couche papillaire exactement comme dans
les parties profondes du derme ; il est accompagné d'une
hyperhémie des gros et des petits vaisseaux, d'une exsudation de liquide et de cellules incolores à travers les parois
vasculaires et d'une accumulation de ces cellules dans le
tissu conjonctif interstitiel, enfin d'une agglomération
des cellules dans les couches de tissu conjonctif, etc.
Lorsque les masses de cellules ou l'accumulation de
l'exsudat supplantent et compriment le tissu conjonctif, l'accroissement de volume *in toto* n'a lieu que
lorsque la limite de l'élasticité du tissu conjonctif fibreux
est dépassée, élasticité qui est, comme on le sait, très
considérable et lorsque toute nouvelle compression est
impossible, et quand, d'autre part, les masses accumulées
ne peuvent pas se répandre dans le voisinage, donc ni dans
l'épiderme, ni dans le tissu conjonctif sous-cutané. Mais
nous savons très bien qu'une des conditions essentielles de
la vie de l'épiderme est précisément la possibilité du passage des sucs nourriciers par le derme dans l'épiderme ;
nous voyons chaque jour] dans les processus inflammatoires les efflorescences les plus variées, séreuses ou puru-
lentes, se former dans le tissu épidermique par l'exsudat
qui y afflue par sa partie inférieure ; aussi est-il impossible
d'admettre une augmentation de volume du derme seul
et, à plus forte raison, de sa couche papillaire, tant que
les tissus sus-jacents et situés latéralement, n'ont pas
perdu toute capacité pour l'absorption des liquides.

Mais supposons à présent que cette absorption ne soit plus possible, qu'adviendra-t-il ? Le liquide produira un œdème de la peau dans le tissu conjonctif sous-cutané et dans le derme, ce qui peut entraîner en réalité une augmentation de volume du tissu, par conséquent aussi de la couche papillaire du derme. Dans ce cas, il en résultera un accroissement homogène du volume dès papilles dans tous les sens, et pas seulement dans leur diamètre longitudinal. Le résultat doit être un rapprochement des papilles aux dépens de la couche épidermique qui les sépare des prolongements de l'épiderme, c'est-à-dire la transformation de la surface papillaire du derme en une surface plate, précisément le contraire de l'allongement supposé des papilles.

Prenons à présent le second cas : il s'agit d'une accumulation du tissu dermique avec masses cellulaires prédominantes, qu'elles soient de provenance inflammatoire ou non. L'expérience enseigne que le passage des masses cellulaires dans le réseau a lieu de telle façon que la limite entre le derme et l'épiderme est recouverte et qu'enfin l'observateur se trouve en présence d'un tissu en apparence homogène, regorgeant de cellules et de noyaux. On peut s'en convaincre dans les processus inflammatoires, dans les efflorescences varioliques, ainsi que dans les processus de prolifération dans le derme, comme dans le lupus, la la syphilis, etc. Mais jamais les papilles n'ont augmenté de volume par l'infiltration cellulaire de leur tissu, s'il ne s'y ajoute pas une autre cause qui produit cette infiltration ; il en est ainsi dans les variétés frambaesiformes du lupus, dans les condylomes larges, etc., qui représentent

précisément une combinaison du processus morbide pro-
prement dit, qui a son siège dans le derme, avec une anomalie de croissance de l'épiderme produite par cette
combinaison.

D'après ce qui précède, nous devons ajouter que l'excroissance des papilles du derme, car on peut la supposer directement indépendante de toute infiltration liquide ou cellulaire, ne peut être considérée que comme une anomalie de
croissance de la charpente de tissu conjonctif du derme avec
les vaisseaux qu'elle contient. Toutefois, une telle anomalie
de croissance ne se limiterait pas à la couche la plus supérieure du derme, mais apparaîtrait probablement d'une
manière encore plus prononcée dans les couches situées au-
dessous, car même là il existe de gros troncs vasculaires.
Nous trouvons cet état dans les processus qui sont caractérisés par une maladie des vaisseaux dans la profondeur
du derme avec hypertrophie consécutive du tissu conjonctif
(processus éléphantiasiques), sans que l'on rencontre jamais
dans ces cas un allongement considérable des papilles.

Nous pouvons à présent formuler la proposition suivante :
l'augmentation de volume des papilles du derme n'a lieu
que simultanément et proportionnellement à l'accroissement correspondant des couches épidermiques qui leur correspondent. Tel est l'état constant dans les variétés de la
classe des « épidermidoses » ainsi que dans celles des
« chorioblastoses » avec prolifération consécutive, et dans
les irritations qui se traduisent par l'hypertrophie de la
couche papillaire, par exemple l'eczéma chronique.

Dans les productions polypeuses et villeuses des muqueuses il ne s'agit nullement d'une excroissance des papilles préexistantes qui, comme on le sait, ne se trouvent pas du tout à l'état normal sur la muqueuse vésicale dont les villosités sont cependant les plus accusées; mais il s'agit de l'excroissance de la charpente entière du tissu conjonctif et vasculaire avec épaississement simultané du revêtement épithélial; dans les protubérances villosiformes de la peau, par exemple dans le molluscum pendulum, il s'agit aussi d'une excroissance du tissu conjonctif sous-cutané qui soulève comme un sac la peau tout entière, derme et épiderme. Toutes les descriptions que les livres donnent comme « prolongements des papilles », quand ils n'indiquent pas en même temps un épaississement de l'épiderme, reposent sur une observation ou une interprétation inexacte de l'état local.

A laquelle des deux formes de tissus de la peau, dans cette augmentation de volume, revient le rôle actif ou primitif; est-ce au derme ou à l'épiderme? C'est là un point qui jusqu'à présent n'a pas encore été définitivement tranché.

J'ai examiné cette question à fond dans ma dissertation parue en 1870 « *sur le rapport de l'épiderme avec la couche papillaire* » et je me bornerai à répéter ici, en me plaçant au point de vue pathologique :

(*a*) Que l'excroissance des papilles se fait très fréquemment sur des tissus qui ne possèdent presque pas de papilles (muqueuse de la vessie, de la vésicule biliaire, etc.).

(*b*) Sur certaines muqueuses dans lesquelles les villosités représentent un état physiologique (muqueuse intestinale) on n'observe presque jamais le développement de tumeurs papillomatiformes, — leur épithélium est un épithélium cylindrique délicat.

(*c*) Par contre, certaines muqueuses sur lesquelles on voit le plus fréquemment survenir des proliférations analogues à des papillomes (vessie, vésicule biliaire, membranes synoviales) ne portent originairement jamais ou rarement des papilles; elles sont, au contraire, recouvertes d'un ou de plusieurs épithéliums pavimenteux. Le point essentiel, c'est l'existence de ce dernier.

Tous les observateurs, même les plus modernes, en s'appuyant sur les travaux embriologiques de Zabludowsky et Czerny, m'ont confirmé dans ces opinions qui concordent en réalité avec les résultats des grands travaux de Thiersch et de Waldeyer sur le cancer.

Quant aux hyperacanthoses, je ne m'en occuperai pas plus longtemps, car ce qu'il y a de plus essentiel en ce qui les concerne a déjà été dit. J'ai au contraire quelques remarques à faire pour justifier la dénomination d'acantholyse que je donne au pemphigus. Tout d'abord il importe d'expliquer la différence qui existe entre les bulles inflammatoires et les bulles acantholytiques.

L'expérience montre que les bulles en général se présentent sur la peau sous deux modalités différentes : Premièrement, l'épiderme subit une modification qui se développe graduellement et qui est provoquée par une inflammation superficielle ou profonde du derme ; cette modification entraîne la formation de mailles et de cloisons aux dépens des cellules épithéliales dans un point circonscrit; cet espace ainsi cloisonné se remplit d'un exsudat séreux (voyez ci-dessus). C'est la bulle inflammatoire ou phlyctène bulleuse, que l'on ne peut considérer que comme une grosse vésicule ou comme le résultat de la confluence de plusieurs vésicules ; elle évolue tantôt comme une pustule, tantôt elle se termine par déchirure de l'enveloppe épidermique et production d'un nouvel épiderme.

Dans le second mode, la destruction de la couche épidermique jeune (des cellules épineuses) se fait en une seule fois ; elle n'est pas le résultat d'un processus inflammatoire typique, mais n'est qu'accidentellement ou secondairement accompagnée de phénomènes fluxionnaires. Cette destruction n'a plus lieu, comme dans le premier cas, par suite de l'action d'un liquide qui gonfle les cellules isolées du réseau de Malpighi, puis les déchire, en comprime les parois et finalement remplit en grande partie la cavité qui se produit ainsi. Le liquide qui soulève l'épiderme et le sépare de la surface du derme sort en masse des vaisseaux du chorion, et forme un foyer circonscrit.

La cavité ainsi produite et qui renferme le liquide accumulé est limitée, en haut, par la couche cornée comprimée à laquelle adhèrent le stratum lucidum et la couche épineuse, en bas, par la surface papillaire du derme plus ou moins recouverte encore par les débris de la couche cylindrique.

On ne peut comprendre la formation de ces bulles que si le réseau de Malpighi a perdu la propriété de résister à la pression mécanique du sérum sanguin sortant des vaisseaux et s'accumulant plus fortement en quelques points dans le tissu du derme situé au-dessous de lui. On peut démontrer anatomiquement cet état de la couche épineuse ; car on ne trouve ni un réseau à mailles régulier, comme dans les bulles inflammatoires, ni des vacuoles autour des noyaux comme elles existent toujours dans la bulle inflammatoire. J'ai donc désigné cette espèce de vésicule et de bulle sous le nom de bulle acantholytique.

Unna a d'ailleurs décrit, à propos de la formation de ces bulles (Vierteljahrsschrift f. Dermat., 1878), une dégénérescence, qu'il a appelée fibrinoïde, des cellules épineuses et leur transformation en faisceaux gonflés en forme de boudins et en masses membraneuses plates qui adhèrent à la face inférieure du surtout de la bulle (G. Simon) et sont traversées par des éléments en désagrégation semblables à des noyaux. Cet état survenait dans tous les cas, que les bulles fussent produites par des vésicatoires, par des sinapismes ou par des ventouses sèches.

Il est facile d'en conclure que la forme de bulle que j'ai décrite en dernier lieu, en opposition à la bulle inflammatoire, ne survient que lorsqu'il s'agit d'un soulèvement rapide des couches épidermiques dans une sphère circonscrite où se produit une destruction complète et une transformation graduelle des éléments de la couche épineuse. Cette destruction peut se produire sous l'influence d'agents divers tels qu'une brûlure au deuxième degré, par exemple, avec formation rapide du soulèvement bulleux (et non selon le mode qui préside à la formation *consécutive* de petites phlyctènes, comme cela a lieu dans les brûlures légères et sur une surface préalablement érythémateuse, etc....)

Suivant Renaut, la formation des sudamina serait également due à un même mode, au décollement de la couche cornée par une gouttelette de sueur représentant le liquide séreux de la bulle acantholytique. Comme des cellules migratrices pénètrent en même temps que la sueur, le contenu se trouble peu à peu et devient lactescent par l'action des acides contenus dans la sueur ; et la vésicule sudaminale se transforme ainsi en miliaire (blanche ou jaune).

La rupture de la couche épineuse avec formation de bulle peut être provoquée par une diminution préexistante de la résistance de la couche épineuse; de nombreuses raisons indiquent nettement que, dans le pemphigus, c'est à cette espèce d'altération cachectique de l'épithélium que nous avons affaire.

Voici ces motifs en quelques mots :

Les caractères cliniques de la fluxion inflammatoire manquent tout à fait ou ne sont qu'accessoires. Le pemphigus est bien quelquefois provoqué par un mouvement de fièvre, mais il peut s'expliquer par l'état cachectique ou dyscrasique général qui existe d'ordinaire dans ces cas. Localement, il se fait une poussée rapide de bulles, mais non, comme dans les phlyctènes, de bulles qui naissent graduellement des taches hyperhémiques, qui se transforment ensuite en papules, puis en vésicules et, si le processus ne se termine pas là, deviennent des pustules et des pertes de substance.

La légère rougeur que l'on observe çà et là autour des bulles de pemphigus ou à leur base donne seulement l'impression d'une fluxion collatérale. Le processus s'accompagne toujours de la chute de l'enveloppe de la bulle et de la production d'un épiderme jeune, sans pénétrer dans la

profondeur, dans la couche papillaire ; en général donc il
reste simplement de la pigmentation et exceptionnellement des cicatrices. Il en est ainsi, même quand l'affection
de la peau occupe des surfaces considérables et non inter-
rompues du tégument (pemphigus foliacé, Cazenave), et ce
n'est que la dénudation prolongée des parties dépouillées
d'épiderme ou d'autres influences nocives qui entravent la
cicatrisation, qui peuvent en quelques points provoquer de la
suppuration dans la profondeur et ensuite des ulcères et
des cicatrices.

Quant aux lésions histologiques du pemphigus, Haight
a constaté les mêmes altérations que celles que nous avons
indiquées ci-dessus en parlant de la formation des bulles
non inflammatoires ; il n'a pas trouvé de réseau à mailles
dans les bulles, mais les cellules inférieures du réseau
étaient dissociées par la pénétration du liquide venant de
la profondeur. On voit seulement çà et là, sur des
bulles de pemphigus anciennes ainsi que sur les bulles
résultant de brûlures, des débris de masses cellulaires
pressées les unes contre les autres qui font saillie dans
la cavité remplie de liquide séreux, située entre la couche
cornée et le réseau de Malpighi au niveau de la couche
granuleuse, où se trouve évidemment le siège de ces cavités
bulleuses. Le corps papillaire doit, d'après Haight, être un
peu tuméfié, les papilles plus espacées et un peu plus
élevées, leur tissu œdémateux, leurs vaisseaux sanguins peu
dilatés.

Je n'ai constaté ni un prolongement des papilles, ni une
infiltration plus considérable du tissu dermique par des
cellules arrondies dans deux cas de pemphigus chronique,

que j'ai examinés et dans chacun desquels j'avais pu exciser une bulle. Dans les productions rapides de bulles par brûlures, application de cantharides, etc., on trouve, au contraire, une infiltration considérable de cellules autour des vaisseaux dilatés du derme. L'irritation spécifique qui, dans ce cas, est exercée sur les cellules épineuses de l'épiderme, détermine en même temps dans les vaisseaux papillaires une légère fluxion.

Cette forme de production bulleuse ne peut évidemment s'expliquer que de la manière suivante : les couches jeunes du réseau de Malpighi sont tellement entravées dans leur nutrition qu'elles n'opposent qu'une faible résistance au liquide qui transsude à travers les parois vasculaires ; en des points défavorablement situés, peut-être là où la pression a tergo s'exerce le plus énergiquement par suite du mode de distribution des vaisseaux, elles sont repoussées et en partie détruites par le liquide, en partie pressées contre la couche cornée, puis sont raréfiées et enfin déchirées avec la couche cornée par l'augmentation constante de la pression occasionnée par l'accumulation du liquide. Cette explication est corroborée par ce fait que le pemphigus atteint en général de préférence ou toujours des individus dont l'organisme est cachectique, déprimé ou dyscrasique ; on sait en outre que les enfants qui sont atteints de syphilis congénitale présentent le plus habituellement des bulles de ce genre, et, soit dit en passant, surtout dans les points où une forte couche cornée est l'état normal, par exemple à la paume des mains et à la plante des pieds, sur lesquelles par conséquent il est difficile d'admettre une kératinisation défectueuse.

Si enfin on considère le rapport du pemphigus foliacé au pemphigus ordinaire, il est évident qu'il s'agit, dans les deux cas, d'un degré plus ou moins prononcé de résistance de l'épiderme, qui se désagrège et se détache jusque dans la couche cornée. C'est ainsi qu'il faut expliquer tout ce qu'on a dit sur les bulles consécutives à d'autres affections chroniques de la peau, par exemple du psoriasis, de l'urticaire chronique, des eczémas chroniques, etc...

On peut bien admettre que de semblables bulles surviennent çà et là d'une manière aiguë, quand précisément les conditions étiologiques surgissent brusquement ou envahissent tout à coup la peau. Il peut très bien être question dans ce sens, chez les enfants ou chez les adultes, d'un pemphigus aigu; seulement il ne faut pas perdre de vue qu'il s'agit d'une anomalie de nutrition ou d'une détérioration cachectique de la peau.

Les bulles aiguës qui n'ont pas ce caractère, mais qui présentent le type purement inflammatoire de l'efflorescence provenant de vésicules ou celui de la fluxion angio-nerveuse (bulles de l'érythème et de l'herpès iris, etc.) n'appartiennent pas au type morbide du pemphigus. Cependant il peut toujours y avoir quelques bulles qui présentent en même temps le caractère mixte de la bulle inflammatoire et de la bulle acantholytique, donc celui de l'inflammation de la peau et du pemphigus.

Enfin, en ce qui concerne les parancanthoses, je comprends sous cette dénomination les altérations de la couche épineuse qui se distinguent des hyperplasies simples de cette couche par une croissance atypique (paratypique) de la couche épineuse.

On doit compter dans les paracanthoses deux groupes de lésions : premièrement le molluscum contagieux, une transformation des cellules épineuses en corpuscules d'une nature spéciale, à centres homogènes semblables à du verre, à la périphérie plus analogue à de la corne (corpuscules de molluscum), qui, d'après les recherches les plus récentes, n'ont rien affaire ni avec la transformation colloïde ni avec la dégénérescence amyloïde. Je partageais autrefois cette opinion et, de plus, je considérais comme démontré le rapport de ce processus avec l'enchyme des glandes sébacées qui actuellement n'est plus admis par personne (Caspary, Geber); j'avais aussi décrit cette altération sous le nom de « milium amyloïde » au lieu de l'ancienne dénomination défectueuse de « molluscum contagieux ». Dans les conditions actuelles, je suis obligé de conserver le nom barbare de « molluscum » jusqu'à nouvel ordre. Il constitue par conséquent la première série des paracanthoses.

Tandis que ce « molluscum » limite complètement son évolution au réseau de Malpighi, il s'agit, dans le deuxième groupe, de l'atypie des cellules épineuses elles-mêmes qui envahit aussi la couche de tissu conjonctif de la peau; car dans ce tissu conjonctif se développent des foyers d'un type analogue à l'épithélium, sous forme de traînées cellulaires irrégulières, différentes des prolongements interpapillaires, traversant le tissu conjonctif du derme dans toutes les directions et qui trouvent de nouveaux centres d'expansion dans les invaginations de l'épiderme dans le derme. Malgré cela il faut naturellement maintenir le point de vue de Thiersch-Waldeyer : ces néoplasmes épithé-

liaux atypiques, même s'ils surviennent en apparence
dans le derme, doivent leur origine à l'épiderme, à l'épithélium préexistant, aux ramifications et aux prolongements
(prolongements du réseau) qui pénètrent dans le derme.

Cette forme de néoplasie épithéliale de nature atypique
se distingue en outre par un caractère qui différencie ces
maladies des hyperacanthoses, des verrues et des condylomes : la formation de nids, c'est-à-dire d'alvéoles, qui
peuvent envahir entièrement les tissus. J'ai donc décrit
ce deuxième groupe des paracanthoses sous le nom d'acanthome alvéolaire.

Cet acanthome représente une forme morbide indépendante et complète propre aux diverses variétés de l'épithéliome, ou, comme l'on dit aujourd'hui, du carcinome de la
peau ; il apparaît comme phénomène accessoire dans les
divers autres processus, spécialement dans les granulations
que nous étudierons plus tard à propos des chorioblastoses ;
on verra comme elles se combinent facilement et l'apparition fréquente et simultanée d'anomalies de kératinisation
le montrera d'une manière évidente (frambœsia, lupus
exubérant, psoriasis syphilitique, etc...)

Dans une classification il faudrait complètement abandonner la dénomination de papillomes ; leur délimitation
a été jusqu'à présent tout à fait arbitraire et a occasionné
les plus grandes équivoques, car on ne peut désigner sous
ce nom, isolément ou ensemble, ni les variétés en forme de
verrues, ni celles en forme d'alvéoles des acanthomes, et,
étymologiquement, ce nom n'a plus aucune raison d'être
dans un système de classification. Il ne faut du reste pas
pousser à l'extrême le rigorisme et on peut toujours, comme

le font Rindfleisch et Birch-Hirschfeld, désigner à l'avenir comme papillomes non seulement les tumeurs en forme de chou-fleur qui ne portent pas d'enveloppe épithéliale commune, mais aussi les excroissances isolées, ramifiées, recouvertes chacune de son épithélium particulier, et qui font saillie au-dessus du niveau de la peau.

- De même la dénomination de carcinome est, au fond, superflue pour la peau, surtout au point de vue de son histogenèse, parce que l'hypothèse de Waldeyer, assez généralement acceptée aujourd'hui, qu'on ne doit décrire comme carcinomes que les néoplasmes qui émanent du feuillet germinatif extérieur, réunit sous la même désignation le carcinome et l'épithéliome. Au point de vue histologique, il en est de même, car on n'observe en fait de cancers primaires de la peau que ceux dont l'origine épithélioïde est évidente et pour lesquels par conséquent la structure alvéolaire (correspondant à la croissance atypique enchevêtrée de l'épithélium et du tissu dermique) ne laisse ni doute ni fausse interprétation (1).

D'ailleurs, la notion du carcinome en général n'est pas bien déterminée, malgré là délimitation tranchée que Virchow a essayé d'établir entre les carcinomes et les sarcomes, et malgré la tentative faite récemment par Birch-Hirschfeld d'édifier de nouveau le carcinome sur l'atypie

(1) S'il se confirmait qu'il peut naître de l'endothélium des vaisseaux lymphatiques et de l'endothélium des membranes séreuses, qui proviennent du feuillet germinatif moyen de Remak, des néoplasmes qui ont une grande ressemblance avec les carcinomes épithélioïdes (Kœster, Birch-Hirschfeld), l'identification de l'épithéliome et du carcinome dans le sens de Waldeyer ne pourrait pas se soutenir.

de la pénétration par croissance de deux tissus. Friedlaender, Unna et moi avons déjà démontré qu'une telle pénétration atypique est la règle dans des néoplasmes, que certainement personne ne rangera parmi les carcinomes, dans les plaies granuleuses et dans les trajets fistuleux, dans la lèpre, dans le lupus, dans l'éléphantiasis des Arabes, dans la sclérose syphilitique. Il faudrait donc probablement admettre encore aujourd'hui la malignité et la formation de métastases comme la formule essentielle et unique du cancer ; cette définition a été récemment l'objet d'un nouvel examen à propos de l'hypothèse intéressante (seminium) de Cohnheim.

On peut d'ailleurs employer aussi l'expression de carcinome de la peau, si on a l'intention de ne décrire qu'un groupe déterminé des acanthomes alvéolaires. On peut les diviser en deux groupes, dont l'un se distingue par une kératinisation énergique des cellules épithéliales en prolifération sur les corps alvéolaires (corps carcinomateux de Waldeyer), d'où proviennent les nids épithéliaux bien connus en forme de coupe, les nids de couche cornée, les globules perlés, les globules de cholestéatome, etc.). Ce serait précisément ceux-ci qu'il faudrait appeler épithéliomes de la peau (épithéliome kératode de Waldeyer), tandis que l'autre groupe, dans lequel cette kératinisation n'est pas du tout ou n'est que faiblement indiquée, conserverait le nom de carcinome de la peau.

Anomalies de développement de la peau d'origine et de type conjonctif (chlorioblastoses).

Si nous avons en général réussi à faire accepter la différence entre le trouble de nutrition et l'anomalie de croissance de la peau ; si nous sommes parvenu à démontrer que le caractère essentiel consiste, dans l'un des cas, dans le trouble qui existe entre les différentes fonctions des éléments de tissu et des parties constituantes de l'organe, pour l'autre, dans leur croissance anormale, il ne faudrait cependant pas oublier qu'ici, comme dans la pathologie générale, nous avons toujours affaire à des processus vitaux, en voie constante de changement, et par conséquent aussi à de nombreuses transitions d'une forme à l'autre.

On observe fréquemment des transitions analogues entre le trouble de nutrition et l'anomalie de croissance. Mais ces transformations atteignent spécialement un groupe de maladies qui nous apparaît comme le premier parmi les anomalies de croissance du derme. Voici ce qui le caractérise : la substance conjonctive, en se développant, dans les maladies de ce genre, n'atteint pas du tout le degré de développement de types véritablement supérieurs, mais reste à la période embryonnaire (cellulaire); on y observe par conséquent une abondante prolifération d'éléments cellulaires de tissu conjonctif qui restent tels à cause de l'état de développement peu prononcé de leur protoplasma; Virchow leur a donné le nom de tumeurs de granulation ou de granulomes.

Les anomalies de croissance dont nous venons de parler ont en effet, comme il est facile de s'en rendre compte, une grande analogie avec le processus qui survient dans le tissu dermique à la suite d'irritations inflammatoires, et qui dépend également d'un développement considérable de cellules jeunes de tissu conjonctif qui remplissent les interstices ; on les désigne d'ordinaire sous le nom de granulations inflammatoires. Cliniquement aussi le processus a quelque analogie avec les formes morbides dont il est question ici ; il termine évidemment chaque processus inflammatoire dans la couche de tissu conjonctif et forme la première étape de la reconstitution des plaies et des ulcères avant leur cicatrisation définitive. Car, même dans le processus de granulation des plaies, il s'agit de la production de papules et de nodosités aux dépens des éléments de tissu conjonctif, comme par exemple dans les productions verruqueuses ; c'est, en réalité, une production de nature typique avec transformation régulière de la couche embryonnaire en traînées de tissu conjonctif, vaisseaux, nerfs et finalement formation d'un revêtement épithélial sur la partie cicatricielle du derme, tendue au plus haut degré et ayant perdu ses papilles. Par contre, les maladies dont il est question ici présentent des processus analogues, mais d'une manière atypique ou paratypique. C'est la persistance de l'état embryonnaire du néoplasme jeune qui constitue la caractéristique de la lésion.

Quand les autres symptômes du processus inflammatoire, et en première ligne la congestion artérielle, se dessinent nettement ; quand, d'un autre côté, la résolution de l'inflammation et en même temps la disparition des jeunes éléments cellulaires accumulés sont très marquées, le diagnostic ne présente aucune difficulté. Mais nous avons déjà fait remarquer que l'irritation inflammatoire, l'époque et le lieu de son action ne sont pas toujours faciles à reconnaître; les traits cliniques de l'inflammation sont moins accusés, enfin l'évolution est parfois languissante, car les cellules embryonnaires accumulées ne sont pas prises par la circulation, mais persistent plus longtemps dans le tissu et ne disparaissent que par nécrobiose : — dans ces cas, que l'on observe souvent dans l'inflammation superficielle et dans l'inflammation profonde de la peau, il est plus difficile de faire une distinction entre les granulations véritables et les anomalies de croissance du tissu conjonctif. La provenance des cellules — qu'on les considère comme des corpuscules blancs sortant directement des vaisseaux ou comme des éléments nés de la prolifération des éléments fixes du tissu conjonctif — ne peut pas être utilisée pour le diagnostic, dès qu'un processus chronique d'inflammation s'est une fois fixé et a ainsi déterminé la prolifération cellulaire plus abondante des éléments déjà existants.

Comme règle, il faudra établir que, dans les anomalies de croissance, il s'agit le plus souvent d'irritations dyscrasiques comme cause de la maladie, qui d'avance influent d'une façon défavorable sur le type de croissance des éléments, de telle sorte qu'ils restent à un degré embryonnaire de développement. Cependant il y a des cas où cette différence ne doit pas être établie, où, en effet, elle est sans aucune valeur : ce sont les cas où les rapports étiologiques ne sont pas suffisamment clairs ou ceux dans lesquels il s'agit de savoir si une irritation qu'on a véritablement constatée peut être désignée comme inflammatoire ou non; un cas de ce genre s'est présenté au congrès international de médecine de Londres en 1871, relativement au lupus érythémateux. En désignant certains processus de granulation de la peau, par exemple le lupus, le rhinosclérome, le granulome fongoïde, etc., comme des inflammations chroniques, on ne s'est pas fait une idée plus nette de la nature de ces processus, ni de la notion pathologique générale du processus d'inflammation et de la néoplasie.

Une autre question qui paraît importante dans l'état actuel des études pathologiques est la suivante : on sait que, dans quelques-unes des maladies de granulation (comme dans la lèpre), on a réussi à démontrer la présence de bacilles; dans d'autres, comme dans la syphilis, on est obligé d'admettre tout au moins la nature infectieuse du processus et l'existence d'une substance nocive circulant dans les sucs nutritifs. Dans ces conditions, ne serait-il pas plus rationnel de chercher précisément là la nature du processus plutôt que dans la granulation provoquée par l'infection et d'assigner à ces maladies une place spéciale comme maladies infectieuses chroniques? On pourrait se demander s'il n'y a pas lieu plutôt de réunir la syphilis et la lèpre aux processus inflammatoires aigus, à la scarlatine, à la rougeole, à la variole et même si l'on ne peut pas y rattacher la pustule maligne et la morve.

Voici la réponse : que l'on désigne ou non l'infection comme la partie essentielle de ces processus, et qu'en outre on attribue ou non une] importance considérable pour la nature du processus morbide précisément à la granulation à cause de son apparition constante, ce qu'il y a de certain, c'est que, en toutes circonstances, il faut chercher l'influence nocive de la cause de la maladie dans le fait que le développement dès éléments de tissu est en quelque sorte entraîné dans une voie atypique. C'est précisément là ce qu'on désigne comme néoplasme syphilitique ou autre. Il est vrai que des processus irritatifs dans le sens de Virchow se produisent aussi, c'est-à-dire des processus qui portent le caractère de troubles de nutrition occasionnés par des irritations inflammatoires; mais ils ne surviennent que d'une manière très passagère ou bien ne forment — parce qu'ils sont en quelque sorte l'expression de la réaction momentanée du tissu contre l'agent nuisible — que l'introduction à ces altérations formatives qui ne se développent que peu à peu.

Une anomalie de croissance est donc toujours la modification essentielle consécutive à l'infection syphilitique et à l'infection lépreuse et non un trouble inflammatoire fonctionnel des tissus. Il importe d'autant plus de séparer ces processus des exanthèmes aigus que le trouble vaso-moteur, qui apparaît si nettement dans ces derniers et qui accompagne et influence tout le processus inflammatoire, ne se manifeste visiblement qu'à une seule période de la syphilis (la roséole).

Je pense donc qu'on pourra toujours laisser les processus infectieux chroniques au nombre des anomalies de croissance, bien qu'il soit possible qu'on arrive peu à peu à connaître plus exactement la nature des causes d'infection et à démontrer leur réalité incontestable, en fournissant une preuve constante de leur existence dans les sucs nutritifs en général, spécialement dans le sang, au moyen des réactions qui leur sont propres. L'homogénéité de ces anomalies de croissance, sans qu'on leur assigne une autre place dans la systématisation, n'en sera que plus fortement démontrée et on peut alors choisir, pour tenir compte de ces faits, une autre dénomination plus convenable que celle de granulome.

Je reviens maintenant à la nosologie générale de ces granulomes, à l'étude du premier groupe des chorioblastoses, et j'indique tout d'abord les formes morbides que l'on doit comprendre parmi elles.

Ce sont :

Le lupus essentiel (idiopathique) tuberculeux et érythémateux, la scrofulodermie, la tuberculose de la peau, la lèpre, la syphilodermie, le rhinosclérome, le granulome fongoïde (mycosis fongoïde d'Alibert, tumeur papillaire multiple, fongo-bacciforme de Kœbner), à moins que cette dernière ne soit, dans un avenir prochain, considérée comme un lymphadénome, ainsi que le prétendent les auteurs français.

Les caractères suivants sont communs à tous ces granulomes de la peau, en laissant bien entendu de côté toute considération étiologique.

1° Dans tous il existe des infiltrations composées de petits éléments cellulaires qui se trouvent à l'état embryonnaire et qui sont analogues à la moelle osseuse jeune ; ces éléments n'arrivent jamais à des périodes plus élevées de développement. Virchow a le premier donné la caractéristique de ces granulomes en en faisant une classe spéciale de tumeurs.

2°. L'origine et le siège principal du néoplasme de granulation sont exclusivement le tissu du derme, comme je l'ai démontré en 1864.

3° Les granulomes à petites cellules se présentent sous forme de foyers plus ou moins étendus, plus ou moins nettement circonscrits, que l'on peut reconnaître extérieurement à la présence de nodosités. Ces nodosités ont une teinte rouge brun foncé, une consistance dure; elles se réunissent fréquemment sous forme de saillies aplaties et progressent parfois à la périphérie sous forme de segments de cercles.

4° Ils suivent une marche régressive, — car leurs éléments ne dépassent jamais une certaine limite de développement, — en se fondant, se détruisant, par caséification, par suppuration, par ulcération; ou bien ils s'atrophient, sans perte de substance préalable, et donnent naissance à des rétrécissements cicatriciels.

5° Ces processus portent en général le caractère de la chronicité à toutes leurs périodes de développement et de régression. Beaucoup de granulomes se distinguent tantôt au moment de leur apparition, tantôt après une longue durée de la maladie, en ce que leurs éléments cellulaires présentent ou acquièrent un degré exceptionnellement élevé de résistance à la nécrobiose. Ces propriétés, tous les granulomes ne les ont pas à leurs différentes périodes de développement; mais tous peuvent les posséder ou les acquérir, quelle que soit la source des éléments qui les composent : ce point est essentiel quand on veut se faire une idée nette du lupus.

Je laisse de côté tout ce qui concerne la description

histologique de chaque variété de granulome et je me borne ici aux points relatifs à l'histologie générale de toutes les formes de granulomes.

Sur une coupe transversale de parties infiltrées de lupus on voit tout d'abord dans le tissu du derme, — situés entre les traînées de tissu conjonctif, des vaisseaux et des corps glandulaires, — des amas de cellules (granulations), tantôt sous forme d'îlots isolés, de telle sorte qu'il se produit une disposition alvéolaire en foyer, tantôt disséminés sur de grandes surfaces et se réunissant immédiatement aux vaisseaux et aux fentes lymphatiques. Certaines parties de ces masses cellulaires présentent souvent une disposition régulière comme Schüppel l'a le premier vue plus exactement dans les ganglions lymphatiques; c'est la disposition des cellules géantes, c'est-à-dire une ou plusieurs couches de cellules migratrices (que l'on peut colorer au carminate d'ammoniaque) qui enveloppent intérieurement des cellules épithélioïdes non susceptibles de coloration d'un réticulum provenant vraisemblablement des vaisseaux; dans ce réticulum, on trouve une ou plusieurs cellules géantes : ce sont, paraît-il, des cellules embryonnaires de tissu conjonctif, mortes (caséifiées), primitivement boursouflées.

Différentes hypothèses règnent encore sur la disposition dont nous venons de parler, autrement dit sur la provenance des éléments cellulaires en général et spécialement sur celle des cellules géantes. Virchow et moi, nous avions considéré autrefois les masses de cellules jeunes comme émanant directement des corpuscules de tissu conjonctif ; cette manière de voir était la plus conforme aux opinions émises par Virchow sur la pathologie cellulaire. Thoma et plus tard Thin se sont un peu écartés de cette théorie et ont considéré les éléments du lupus comme des corpuscules blancs transsudés directement à travers les vaisseaux, tandis que Lang les a décrits comme une production des parois vasculaires elles-mêmes et une dégénérescence vitreuse de ces mêmes parois. Dans ces derniers temps, Jarisch a de nouveau soutenu la théorie primitive de la prolifération cellulaire et a figuré les transformations graduelles des cellules fixes de tissu conjonctif en un tissu réticulé, puis en éléments de lupus.

En ce qui concerne les cellules géantes, il est démontré qu'elles surviennent non seulement dans le lupus et dans la tuberculose, mais encore dans d'autres néoplasmes cellulaires , dans la syphilis à ses périodes tardives, dans les proliférations scrofuleuses, dans les granulations inflammatoires, dans l'éléphantiasis, etc... On ne sait pas encore si ces cellules géantes sont le résultat de la réunion des cellules de granulation, si elles proviennent des vaisseaux lymphatiques (Hering, Langhans, Klebs), ou des vaisseaux sanguins (Thin, lequel les fait venir tantôt des parois modifiées, tantôt des corpuscules rouges et blancs en désagrégation), si on doit les considérer comme le résultat d'un processus de développement (Schüppel, Friedlaender, Ziegler) ou d'une régression (Lang). Toutefois, si les cellules géantes ne sont pas, comme Friedlaender l'a cru primitivement, caractéristiques pour le lupus et la tuberculose, leur apparition ne démontre pas non plus l'identité des deux processus dans la peau, malgré la parenté clinique évidente des deux maladies; ce fait avait déterminé récemment Colomiatti à créer une forme anatomique, le pseudo-lupus, ou tuberculose de la peau. D'ailleurs, on ne peut pas facilement concilier les caractères cliniques et anatomiques que nous possédons sur la tuberculose de la peau (voyez les derniers travaux de Chiari) avec ceux du lupus.

Relativement au rapport clinique des différentes tumeurs de granulation entre elles, nous devons nous baser en général sur le point de vue suivant : il y a des granulomes de la peau qui ont une évolution clinique et anatomique à peu près identique à celle du lupus; leur rapport avec la syphilis est hors de doute. Provisoirement on peut les considérer comme des lupus syphilitiques. Mais il en est exactement de même pour certaines proliférations nettement scrofuleuses de la peau qui se présentent sous forme d'infiltrats noueux qui, dans certaines circonstances, peuvent avoir la plus grande ressemblance avec les formes de granulation décrites spécialement sous le nom de lupus. Enfin, il y a une variété d'infiltrats dont la cause nous échappe complètement : ce sont précisément ceux qui sont le plus nettement délimités au point de vue clinique et dont le développement et la régression lents et réguliers nous permettent de reconnaître et d'étudier les symptômes de la façon la plus claire. On peut éliminer dans des cas de cette nature la syphilis acquise ainsi que la syphilis héréditaire; ni les engorgements ganglionnaires, ni d'autres phénomènes d'anémie, ou de cachexie, etc., n'indiquent l'existence de ces états particuliers connus sous le nom de scrofulose; on ne trouve pas d'infiltrats tuberculeux dans la plupart des organes qui sont sujets à la tuberculose ; il n'y a pas lieu de penser à la lèpre. Et cependant on rencontre dans la peau des enfants tuberculeux, paraissant d'ailleurs bien portants, des infiltrations bien connues et à marche progressive. Les cas de ce genre sont encore décrits comme lupus, mais leur caractéristique, par rapport aux autres formes de granulomes, se trouve moins dans les caractères cliniques et anatomiques que dans l'absence d'une cause étiologique déterminée. Ce lupus n'est autre chose qu'un granulome avec persistance très nette de ses éléments et une évolution essentiellement chronique dont la cause nous est inconnue : c'est le lupus vulgaire, simple, idiopathique de Willan.

Mais quoique dans bon nombre de cas de lupus, on ne trouve pas de dépôts véritablement scrofuleux dans d'autres tissus et en général d'autres signes de la diathèse scrofuleuse ; quoique des inoculations faites et décrites dans le temps, par moi, avec des éléments du lupus sur des sujets sains et malades aient donné des résultats négatifs, cependant des observateurs très compétents n'ont pas hésité à insister, dans ces dernières années, sur les rapports qui existent entre le lupus d'une part, la tuberculose et la scrofulose de l'autre. Volkmann, par exemple, n'attache que peu d'importance à ces arguments que le lupus survient chez des sujets, d'ailleurs tout à fait sains, issus de familles qui ne sont ni scrofuleuses, ni tuberculeuses. Il en donne pour preuve « que souvent des affections chroniques graves des articulations et des os, qui présentent non seulement les caractères cliniques des maladies scrofuleuses, mais dans lesquelles on trouve encore, après l'amputation ou la résection, les éruptions les plus manifestes de la tuberculose dans la synoviale ou même dans le tissu médullaire des os, surviennent comme seul et unique trouble chez des individus d'ailleurs tout à fait sains....; que, de plus, on voit apparaître des formes mixtes et intermédiaires entre le lupus et la tuberculose évidente de la peau et de la muqueuse, et que le lupus du tégument externe tire parfois son origine d'une tuberculose des os ou des ganglions lymphatiques ».

On voit que la parenté du lupus vulgaire avec la tuberculose et la scrofulose n'est plus redoutée comme autrefois ; je me rallie d'autant plus volontiers à cette opinion que je regarde comme hors de doute, d'après mon expérience, l'habitus scrofuleux des lupeux, dans beaucoup de cas, peut-être dans le plus grand nombre, bien que jusqu'à présent la statistique n'ait porté que sur un trop petit nombre de faits pour pouvoir en apporter la preuve directe.

Le deuxième groupe des chorioblastoses ou des anomalies de développement du tissu conjonctif dans la peau se distingue du premier groupe, les granulomes, en ce que les maladies de ce genre représentent plutôt des hétérotypies que des paratypies, c'est-à-dire montrent bien une croissance anormale des éléments du tissu conjonctif, mais dans le cadre des formes élevées bien connues de développement et de type de tissu. Je les désigne sous le nom de desmomes de la peau. Dans cette classe rentrent :

Les fibromes avec développement prédominant de la substance conjonctive du derme et du tissu sous-cutané en fibres et en faisceaux de fibres ;

Les ostéomes avec développement prépondérant du tissu osseux ;

Les chondromes avec développement prépondérant du tissu cartilagineux ;

Les lipomes avec développement prépondérant du tissu adipeux ;

Les myxomes avec dégénérescence prédominante du tissu muqueux ;

Les hyalomes et les tumeurs colloïdes avec dégénérescence hyaline prédominante (dégénérescence colloïde) ;

Les xanthomes avec dégénérescence graisseuse prédominante ;

Les myomes avec développement prépondérant du tissu musculaire ;

Les névromes avec développement prépondérant du tissu nerveux ;

Les angiomes avec développement prépondérant des kystes vasculaires ;

Les sarcomes avec développement prépondérant de formes cellulaires atypiques.

Il faut renvoyer à la pathologie spéciale l'étude plus approfondie de ces variétés de tumeurs qui comprennent la plus grande partie des maladies autrefois décrites sous le nom de néo et de pseudoplasmes, de néoplasies bénignes et de néoplasies malignes. Dans un travail récent sur les fibromes multiples de la peau et leur rapport avec les névromes multiples, v. Recklinghausen a émis des idées nouvelles sur les néoplasmes cutanés et sur leur origine, dont le point de départ est dans les différentes parties constitutives de la couche de tissu conjonctif de la peau.

Par contre, il faut encore dire un mot ici des anomalies de développement qui sont caractérisées par une disparition ou une absence congénitale de développement du tissu conjonctif. Il faut ranger dans ce groupe les modifications de la peau qui sont occasionnées par l'âge, puis une atrophie généralisée, probablement congénitale, dont il a déjà été question, la liodermie essentielle.

Quant aux altérations séniles de la peau, elles se bornent, comme Neumann l'a démontré, à une atrophie du tissu dermique; il se produit, dans ce cas, une rétraction des tissus, altération finement granuleuse des éléments et tuméfaction vitriforme (hyaline) ; cette altération a été décrite par E. Wilson sous le nom de morphée. Mais dans l'épiderme, il se produit des saillies verruqueuses (kératinisation hétérogène), de l'atrophie des follicules pileux et une augmentation du pigment. Ce dernier état est également le propre de la liodermie essentielle; il ne constitue donc pas, comme on l'a dit, un signe caractéristique de cette affection, mais il est seulement l'expression pathognomonique constante de l'atrophie inégale de la peau.

Dans cette liodermie, qui paraît être congénitale, les lésions de la peau se résument en ceci : rétraction de forme cicatricielle et pigmentation diffuses, analogie lointaine avec la dernière période (atrophique) de la sclérodermie diffuse, ainsi qu'avec ces sclérodermies circonscrites, en plaques, que les Anglais ont décrites sous le nom de kéloïde d'Addison ou sous celui de morphée (Wilson), les Français (Besnier) sous celui de sclérodermie progressive disséminée en plaques et qui coïncident parfois avec des douleurs articulaires. Cependant, dans la liodermie essentielle, la première période, ou période de stase, fait défaut, c'est-à-dire l'œdème dur, en plaque ou lardacé, qui est caractéristique de la sclérodermie.

Pour la liodermie essentielle, pas plus que pour la sclérodermie, on n'a pas jusqu'à présent démontré l'existence de maladies du système nerveux central, bien qu'on ait cherché à s'en assurer par de nombreuses autopsies. Même le cas de liodermie essentielle décrit récemment par Schwimmer et Babesiu n'a permis de reconnaître que de l'atrophie de la peau et de toutes les parties constituantes, par conséquent aussi l'atrophie et la sclérose des nerfs cutanés, mais rien indiquant une névrite des gros troncs nerveux. Cette maladie doit donc être provisoirement rangée parmi les anomalies de croissance du derme.

Maladies parasitaires de la peau.

Ce qui précède termine la revue générale des processus pathologiques qui ont leur siège dans la peau, à l'exception de quelques groupes de maladies qui se distinguent des autres par leur origine spéciale et par leur évolution particulière : ce sont les maladies de la peau occasionnées par des parasites végétaux ou dermatomycoses. Je n'ai pas à les examiner de plus près ici. N'étudiant pas les parasites animaux dont la présence détermine des maladies de la peau, je me borne à indiquer pour les dermatomycoses l'origine de la maladie qui se trouve précisément dans le dépôt du champignon lui-même et qui disparaît avec la destruction de ce parasite. Il en est autrement pour les zooparasites, comme par exemple pour les poux des vêtements que l'on ne trouve pas sur la peau ou que l'on n'y rencontre qu'accidentellement après l'enlèvement des vêtements qu'ils habitent, tandis que la maladie proprement dite — une forme superficielle d'inflammation de la peau — n'est peut-être qu'en voie de développement. Je considère donc tous ces parasites animaux simplement comme des causes, leurs effets, c'est-à-dire les maladies dont il est question ici, appartenant, suivant leur nature, aux troubles de nutrition simplement inflammatoires.

De cet ordre sont les affections de la peau occasionnées par des organismes végétaux, qui se divisent en quatre groupes : la mycose faveuse ou teigne faveuse; la mycose circinée (tonsurante, herpès tonsurant ou ringworm, eczéma marginé) ; la mycose pustuleuse (à laquelle il faut adjoindre le sycosis parasitaire, l'impétigo parasitaire, le kérion de Celse) et la mycose furfuracée (le pityriasis versicolore, dartre furfuracée des auteurs).

II. SÉMÉIOLOGIE GÉNÉRALE DE LA PEAU, ANTHÈMES ET SYNANTHÈMES; LEUR DISTRIBUTION SUR LA PEAU.

Les processus morbides de l'enveloppe tégumentaire que j'ai esquissés jusqu'à présent à grands traits sont caractérisés par des groupes de symptômes, de nature, de disposition et de combinaison variées.

Or, comme les lésions cutanées sont caractérisées le

plus souvent par des éléments fort compliqués, il paraît nécessaire de les ramener à des groupes de symptômes et à des symptômes de plus en plus simples ; la dermatologie a donc pour mission de chercher à reconnaître ces lésions élémentaires qui constituent la base des formes compliquées, d'étudier à fond leur signification pathologique et anatomo-pathologique, de les définir exactement et enfin d'indiquer le rôle qu'elles jouent dans les formes morbides elles-mêmes.

Dans ce but, procédons analytiquement et non, comme nous l'avons fait jusqu'à présent, d'une manière synoptique ; commençons par les modifications simples ou élémentaires de la peau les plus fréquentes et partons du point de vue purement morphologique sans avoir égard aux phases antérieures.

On est encore habitué chez nous, bien que nos idées sur la nature de la maladie en général aient depuis longtemps changé, à décrire ces lésions sous le nom de *fleurs*, d'*efflorescences de la peau* (*Hautblüthen*, *Efflorescenzen der Haut*. Les Français et les Anglais emploient habituellement l'expression de « lésion élémentaire » dont le premier terme n'est peut-être pas tout à fait juste. Il serait sans doute plus pratique, sous tous les rapports, de conserver également ici la terminologie grecque, comme on l'a fait avec succès dans beaucoup de cas, en connexion avec le terme généralement admis et difficile à supprimer d'« exanthème ». Nous proposerions donc de conserver en dermatologie, dans toutes les langues, la dénomination d'« exanthèmes » pour désigner une éruption généralisée sous forme d'« efflorescences de la peau » (*Hautblüthen*) et de

réserver le mot « anthème » (de ἄνϑημα, floraison ou
ἄνϑημον, fleur) pour les lésions élémentaires elles-mêmes,
et enfin de réunir sous celui de « synanthème » les groupes
qui représentent l'état intermédiaire entre les anthèmes
et les exanthèmes.

Il n'est pas inutile de rappeler qu'il ne faut pas confondre les éruptions avec les maladies elles-mêmes et
qu'il est indispensable par conséquent de les définir clairement pour ne pas continuer indéfiniment la confusion
actuelle dans la nomenclature et la description des maladies de la peau et de leur séméiotique. Il devrait être, par
exemple, interdit d'employer l'expression de « papules »
ou de « petites papules » comme équivalente de lichen, ou
de se servir indifféremment de la dénomination de « vésicules » et d' « herpès » ; il ne faudrait pas davantage désigner le « lichen » ou l'«herpès » comme maladies sans y
ajouter une qualification. Quand des papules ou des vésicules de nature ou d'origine déterminée et bien caractérisée
se réunissent en groupes, il en résulte un « lichen » ou un
« herpès ». Mais ce lichen ou cet herpès ne représente en
lui-même aucune individualité nosologique; ce n'est pas
encore l'expression d'un processus morbide déterminé,
mais seulement celle d'une espèce et d'une disposition
déterminée de lésions fondamentales qui peuvent survenir dans différentes maladies. Quand la dénomination synan-
thématique de « lichen » ou d' « herpès » est définie nosologiquement d'une manière plus précise, ce que l'on
obtient parfaitement par l'adjonction d'un adjectif, elle
peut servir à désigner une maladie, par exemple le
« lichen ruber » ou l' « herpès zoster ». Si nous n'allons

pas jusqu'à effacer complètement toutes les dénominations de ce genre, ce qui touche en réalité à des difficultés pratiques, il faut tout au moins déterminer leurs limites et ne les employer que dans un sens précis. Il faut pour cela une espèce de convention, mais elle devra s'appuyer sur des données scientifiques et avant tout sur des définitions très nettes et que l'on maintiendra en toutes circonstances, et non sur des considérations qui ne présentent rien de scientifique.

Je crois m'être toujours strictement conformé à ce but dans la séméiotique que je vais esquisser; mais j'affirme toutefois qu'une étude attentive et persévérante des définitions suivantes épargnera à l'élève la difficulté de se reconnaître péniblement dans le labyrinthe des nomenclatures employées jusqu'à ce jour, qu'elle en facilitera l'étude même au dermatologiste plus avancé, quand il se sera décidé à prendre ce parti, pour faire cesser la confusion qui règne encore dans ce domaine.

Bien que les anthèmes ne soient que les signes morphologiques des processus pathologiques sur la peau, à leurs diverses périodes de développement, malgré cela nous ne les décrirons pas ici ; mais nous les étudierons dans un chapitre à part, suivant la méthode usitée en histoire naturelle descriptive ; il est inutile d'indiquer les raisons qui nous déterminent à prendre ce parti.

Rappelons enfin qu'il est impossible de désigner exactement certains de ces tableaux morphologiques fondamentaux comme anthème, synanthème ou forme morbide, mais qu'ils ont des caractères variables et pourraient, avec tout autant de raison, trouver place ailleurs. On le comprendra facilement, si l'on réfléchit qu'il est nécessaire de ramener certaines maladies de la peau à un seul caractère, ou à quelques symptômes, ou encore à un petit nombre de symptômes, qui, dans ce cas, se confondent complètement avec un anthème ou un synanthème, tandis que dans d'autres dermatoses la distance entre la lésion fondamentale et la maladie développée est plus considérable et comprend par conséquent un plus grand nombre d'étapes.

Passons maintenant à l'énumération de ces formes morphologiques fondamentales des maladies de la peau ; nous décrirons en temps et lieu les anthèmes simples et nous y rattacherons les synanthèmes qui se composent d'espèces isolées ou multiples de ces anthèmes.

Taches. — Les taches (macules) sont des modifications dans la couleur, l'épaisseur et la consistance de la surface cutanée, sans changement notable de son niveau. Ces taches peuvent se développer :

1° Par fluxion sanguine, hyperhémie. Elles portent en dermatologie les noms d'érythème et de roséole. Ces taches, qui disparaissent toujours sous la pression du doigt, ne sont que l'indice d'une congestion sanguine des vaisseaux de la peau. Elles sont parfois, s'il existe en même temps un œdème inflammatoire, un peu élevées (érythème papuleux) et elles prennent une teinte jaunâtre en raison de la plus grande épaisseur de la couche de tissu qui les recouvre.

Les taches dues à l'hyperhémie peuvent correspondre essentiellement à une fluxion artérielle ; dans ce cas, elles sont rouge clair ; quand elles tiennent à une congestion veineuse, leur coloration est rouge bleu, cyanosée, comme dans les stases de la peau, dans l'érysipèle, etc. Sous le nom de roséoles, on désigne les érythèmes qui sont l'expression d'une affection exanthématique générale, par exemple dans le typhus, la syphilis. On appelle aréoles, halos, les anneaux érythémateux qui se développent habituellement autour des foyers inflammatoires.

2° Elles peuvent aussi être dues au passage de la matière colorante du sang dans la peau (hématocroses, hémoglobinorrhée). Ces taches se manifestent, consécutivement à des stases veineuses mécaniques incomplètes, sous forme de plaques jaunâtres, blanc jaune (voir ci-dessus).

3° Elles résultent, dans d'autres cas, de l'extravasation de la matière colorante du sang et des corpuscules sanguins, autrement dit du sang en substance. Ces extravasations sanguines portent le nom de vibices si elles sont en formes de stries, d'ecchymoses et de pétéchies quand elles sont punctiformes. Elles peuvent compliquer des processus simplement inflammatoires et angionerveux (érythèmes hémorrhagiques), dans le purpura simple et papuleux, ou se présenter sous forme de suffusions hémorrhagiques dans l'érythème noueux. Si, dans ces processus, on admet comme prépondérant un ét t dyscrasique, par exemple dans le scorbut, dans le purpura hémorrhagique (varioleux, etc.), on désigne ces extravasations sanguines sous le nom de pétéchies.

4° L'origine des macules peut être due au développement plus considérable des vaisseaux sanguins d'un district de la peau, le plus souvent dans des conditions

qui déterminent une stase veineuse, parfois avec épaississ-
sement simultané des parois de ces vaisseaux. A cette
classe appartiennent les altérations congénitales — nævi
vasculaires, tumeurs érectiles — et les altérations acquises.
On appelle ces dernières téléangiectasies, quand elles sont
limitées aux contours des vaisseaux et qu'elles représentent une simple anomalie de développement du vaisseau ; si elles sont liées en même temps à la congestion
chronique ou à l'œdème inflammatoire de la peau environ-
nante, elles constituent l'érythème angiectasique, l'acné
rosée (couperose) des auteurs, dont les rapports avec les
follicules glandulaires paraissent seulement dus à son siège
de prédilection (peau de la face et du nez pourvue de
nombreuses glandes sébacées volumineuses).

5° Elles tiennent parfois à des modifications dans la
pigmentation (parachromasies). Celles-ci se manifestent :

(*a*) Sous forme de résidus d'altérations de la peau ar-
rivées à leur terme, principalement de processus inflammatoires et hémorrhagiques (production de pigment provenant des tissus de nouvelle formation et de leurs liquides?) elles sont alors caractérisées par des taches d'a-
bord rouge bleu, puis jaune vert, ensuite brunes.

(*b*) Sous forme d'accumulation de matière colorante
normale (hyperchromasies), soit de la matière colorante normale, brun jaune, disséminée dans la couche
la plus inférieure du réseau de Malpighi ou même dans
le tissu dermique, soit sous forme de matière colorante
congénitale (nævus pileux et pigmentaire), ou acquise
(chloasma, lentigines, éphélides).

En outre, sous forme de pigment noir dans la mélanose cutanée et certaines affections des organes internes ou de l'ensemble de l'organisme, dans la cachexie des fièvres intermittentes, dans l'argyrie, dans la maladie d'Addison, enfin dans le tatouage de la peau.

Sous forme de pigment jaune (bile), par extravasation de bile dans la peau, dans les cas d'ictère.

Enfin il faut encore comprendre dans ce groupe l'accumulation dans la peau d'une masse jaunâtre (jaune soufre) dont la nature et l'origine ne sont pas encore bien précisées ; elle constitue le xanthome (xanthelasma, vitiligoïdea), que l'on a fréquemment observé dans la peau des paupières.

(c) Sous forme d'absence ou de disparition du pigment (achromasies), soit congénitale, albinisme généralisé et partiel, soit acquise, vitiligo, leucodermie. Les auteurs désignent parfois cette décoloration de la peau sous le nom de morphée, spécialement quand les taches sont arrondies et entourées d'un liséré violet, comme on l'a particulièrement observé dans les atrophies de la peau qui sont sous la dépendance d'une névrite, par exemple dans la lèpre (leucodermie nerveuse).

Les variétés de taches que je viens d'indiquer jusqu'à présent représentent en général des anomalies circonscrites, pourvues de lignes de démarcation et de contours distincts. Les modifications suivantes de la surface cutanée se caractérisent surtout par des taches diffuses, mal circonscrites ou du moins se confondant facilement les unes avec les autres, envahissant des surfaces plus considérables de la peau, mais ce sont toujours des plaques ou des districts qu'on ne peut décrire comme taches que d'une manière approximative. Elles sont le plus souvent les formes terminales de processus pathologiques, auxquels elles impriment leur caractère d'une façon si typique que l'on peut les regarder comme de véritables individualités morbides.

6° A cette classe appartiennent : la liodermie (de λεῖος, lisse) résultant de l'amincissement, de la disparition, de l'atrophie du tissu dermique; cette lésion est connue sous le nom de peau lisse ou brillante (glossy skin). La peau paraît amincie, lisse, tendue, moins élastique, brillante, rouge mat (car, dans ce cas, les vaisseaux sont plus visibles à travers la peau), elle est en général plus sèche. Cette modification survient le plus souvent à la suite de lésions du système nerveux (liodermie nerveuse); elle tient en outre à des causes encore inconnues, mais vraisemblablement congénitales (liodermie essentielle). Cette dernière maladie a été désignée par divers auteurs sous des noms différents : ainsi par E. Wilson, qui l'a le premier décrite, sous celui d'atrophie générale de la peau; par Taylor, d'angiome atrophique et pigmentaire; enfin, par Kaposi, sous le nom de xérodermie. Cette dernière dénomination est celle qui convient le moins, car étymologiquement, elle indique un tout autre état que celui que nous allons indiquer plus loin. Dans ces derniers temps, Finger a également décrit une liodermie syphilitique.

7° Notons aussi la sécheresse et l'absence du brillant de la peau qui sont le résultat de la diminution de sécrétion des glandes sébacées et sudoripares. Je désigne cet état sous le nom de xérodermie (peau sèche, de ξηρός, sec). On l'observe à la suite de la diminution de la sécrétion sudorale, principalement à la paume des mains qui n'a pas de glandes sébacées ; sur d'autres parties de la peau où il s'agit d'une diminution de la sécrétion sébacée, il y a en même temps augmentation dans l'élimination des squames sèches (qui n'ont cependant aucun rapport avec le sebum desséché).

Sous le nom de pityriasis (de πίτυρον, son), on devra désigner au contraire cette augmentation de la desquamation normale qui se traduit par de petites squames analogues à du son et qui se détachent constamment ; elle n'est provoquée ni par un processus inflammatoire, ni par un champignon, ni par une anomalie de sécrétion des glandes sébacées, mais elle constitue tout simplement une anomalie de kératinisation (kératolyse).

Il ne faut donc décrire comme pityriasis, ni le pityriasis rubra des auteurs, ni l'eczéma squameux, ni le pityriasis versicolore (affection parasitaire que nous désignons sous le nom de mycose furfuracée), ni même la xérodermie, c'est-à-dire la desquamation et la sécheresse de la peau tenant à une diminution de la sécrétion sébacée.

Le pityriasis ne se manifeste que sous deux formes morbides : comme pityriasis simple ou alba, c'est-à-dire une kératolyse simple, étrangère aux glandes sébacées que souvent, spécialement sur le cuir chevelu, on désigne à tort comme une séborrhée (?) sèche (!) ; ou comme pityriasis rubra (essentiel), que les auteurs modernes ont décrit aussi sous le nom de dermatite exfoliatrice, qui représente un processus morbide spécial de toute la peau et dont les causes sont jusqu'à présent inconnues.

8° Enfin à cette même classe appartient l'infiltration

œdémateuse, ligneuse ou lardacée, de la peau que l'on doit rapporter à un processus général de stase : dermatosclérose, sclérème de la peau. Elle est habituellement, comme nous l'avons déjà dit, la terminaison d'un état atrophique qui paraît analogue à la liodermie; si l'on n'a pas observé le premier stade de l'œdème dur, cet état peut être une cause d'erreur.

Papules. — Les papules sont des élevures de la peau qui ne renferment pas de liquide libre, c'est-à-dire de liquide accumulé entre les cellules épineuses de l'épiderme. Diverses conditions peuvent les déterminer :

(*a*) Les processus inflammatoires de la peau. Nous avons déjà insisté plus haut sur ce fait. Ces papules constituent des élevures de la peau, solides, plus ou moins volumineuses, à teinte rouge clair plus ou moins accusée, acuminées ou déprimées au centre, circonscrites, mais non liées nécessairement aux follicules de la peau, produites par une infiltration séreuse des cellules épidermiques elles-mêmes. On désigne sous le nom de *Stippchen*, d'ombilics, les petites papules centrales qui se trouvent au milieu des aréoles inflammatoires arrondies; on observe ces dépressions centrales quand le conduit excréteur d'un follicule vient s'ouvrir accidentellement ou pathognomoniquement (dans l'acné et le sycosis) au sommet de la papule.

(*b*) La kératinisation exagérée des couches épidermiques qui revêtent les gaines de la racine du poil et l'entassement de la couche cornée au point où le follicule traverse l'épiderme. Les papules qui se forment ainsi ont une coloration rougeâtre lorsqu'il existe en même temps une hyperhémie prononcée du derme, et une teinte blanche lorsque l'hyperhémie fait défaut ou que la production de squames est plus forte; elles appartiennent exclusivement au stratum épidermique des orifices des follicules pileux et ne se transforment pas, comme les papules inflammatoires, en vésicules et en pustules.

(c) La saillie[des follicules pileux, principalement des poils follets de la peau, consécutivement à la contraction ou à la contracture des muscles. De cet ordre sont les papules incolores que l'on observe dans la chair de poule et le prurigo.

Il faut y joindre le synanthème que l'on a en général décrit sous le nom de lichen.

Nous avons déjà dit plus haut, à propos de la définition des papules, que la deuxième variété des productions papuleuses se distingue des autres en ce qu'elle est produite par l'accumulation du stratum épidermique des orifices des follicules pileux et en ce qu'elle ne se transforme ni en vésicules ni en pustules. Il faut séparer les papules comprises dans ce groupe des papules inflammatoires du groupe (*a*) et des papules provenant de l'érection des follicules pileux du groupe (*b*), et réserver la dénomination de lichen, qui est en usage dans le langage dermatologique, principalement pour les maladies dont les papules sont formées par l'accumulation de l'épiderme.

Cette habitude a amené les plus grandes confusions et l'on a désigné sous le nom de lichen, tantôt des maladies, tantôt diverses productions papuleuses. Pour indiquer, par exemple, que certaines papules sont disséminées dans telle ou telle maladie, on emploie le terme de lichen disséminé; si elles sont imprégnées de sang, de lichen livide, etc... Pour éviter cette confusion, nous voulons bien conserver le terme de lichen comme synanthème, mais nous maintenons la définition ci-dessus et dans ces termes nous l'opposons :

(*a*) Aux papules inflammatoires de coloration rouge qui se transforment assez souvent ou peuvent se transformer, ainsi que l'indique l'expérience, en d'autres formes fondamentales (vésicules et pustules, plaques ortiées). A cette classe appartiennent le lichen ortié (papules inflammatoires avec aréole œdémateuse); le lichen tropicus et le lichen agrius de Willan, qui ne sont que des variétés d'eczéma; le lichen livide ou hémorrhagique du même auteur.

(*b*) Aux papules non inflammatoires et non colorées en rouge du prurigo qui, toutefois, ne se transforment ni en vésicules ni en pustules et que je fais dériver de la contracture des muscles érecteurs des poils, comme il a été dit ci-dessus.

Par contre, on désignera comme lichen véritable : le lichen pilaire acquis, le lichen pilaire congénital (ichtyose sébacée), le lichen ruber, de Hebra, enfin le lichen scrofuleux (non le lichen des scrofuleux, de Hebra, qu'il n'y a pas lieu de classer parmi les lichens).

Tubercules. — Les tubercules sont des papules et des nodosités qui se distinguent des papules en ce qu'elles se développent par infiltration (granulation) cellulaire dans le derme. Leur volume plus ou moins considérable ne suffit pas pour les classer, comme on l'a fait jusqu'ici, en papules ou en tubercules; car les granulations du lupus, qu'on désigne depuis longtemps sous le nom de tubercules, se distinguent précisément par leur petit volume, tant qu'elles ne sont pas confluentes. Mais la diversité des caractères anatomiques et pathologiques des deux formes de granulations est une condition suffisante pour séparer ces deux variétés.

Le terme de « granulome » ou de « tumeur de granulation », que Virchow a introduit, est une expression purement anatomopathologique pour désigner l'infiltration du derme par des cellules qui persistent à l'état embryonnaire. Mais il existe un degré intermédiaire entre le tubercule, qui est la lésion fondamentale de ces formes d'infiltration, et les maladies elles-mêmes : lupus, syphilis, lèpre, tuberculose de la peau; en effet, le tubercule ne persiste pas comme forme élémentaire pure, mais se développe en une série de modalités de transition qui procèdent du tubercule initial; elles peuvent apparaître dans tous les processus que je viens de nommer, et qui ont encore besoin d'être ultérieurement caractérisés et différenciés cliniquement, avant de représenter les diverses individualités morbides.

On peut désigner ces périodes de transition, qui ont un cachet plutôt anatomique que clinique, sous le nom de granulations ou de granulomes, c'est-à-dire comme des infiltrations cellulaires du derme, dont le rapport nosologique est encore indéterminé.

Plaques ortiées. — Les plaques ortiées (Quaddeln, urticariæ, pomphiges) sont des élevures solides, de forme aplatie, qui peuvent atteindre le volume d'une lentille ou d'une pièce de cinq francs en argent, souvent confluentes et qui sont produites par une tuméfaction œdémateuse consécutive à une irritation angionerveuse (des vasoconstricteurs ou des vasodilatateurs). Il a déjà été question de leur structure; morphologiquement, elles constituent des élevures aplaties, arrondies, ovales ou irrégulières, dont le centre est le plus souvent clair ; elles deviennent de plus en plus rouges, du centre à la périphérie, de telle sorte qu'elles paraissent entourées d'un liséré rouge ou aréole. Çà et là on observe aussi des aréoles blanches (anémiques) autour de plaques ortiées rouges. Les diverses plaques ortiées naissent et disparaissent très rapidement, ainsi que l'explique leur constitution anatomique, et ne laissent après elles aucune trace du processus local. Elles sont en général accompagnées d'un violent prurit. C'est surtout dans l'urticaire qu'on a l'occasion de les rencontrer.

Vésicules et bulles. — Les vésicules et les bulles (vesiculæ et vesicæ seu bullæ) sont des élevures à contenu séreux, librement accumulé, autrement dit contenant peu de corpuscules de pus.

J'ai déjà expliqué ci-dessus que cette forme d'anthème peut être provoquée par des processus inflammatoires ou par un soulèvement mécanique de la couche cornée de l'épiderme dû à un liquide venant de la profondeur. Nous avons désigné les bulles de cette dernière espèce, qui ne peuvent se développer que par un état atrophique de la couche épineuse, sous les noms de vésicules et de bulles acantholytiques, en opposition aux vésicules inflammatoires. J'ai aussi indiqué les rapports anatomiques des deux espèces de bulles.

Les deux variétés de vésicules et de bulles renferment quelquefois un contenu hémorrhagique ; elles peuvent être grosses ou petites, tendues ou molles, d'une durée plus ou moins longue, rester isolées ou groupées. Elles se transforment en pustules (quand elles sont inflammatoires), ou bien leur enveloppe est déchirée mécaniquement et, suivant leur profondeur et leur étendue, elles laissent soit une tache qui se cicatrise facilement, encore recouverte de la couche la plus récente des cellules du réseau de Malpighi, soit une tache où les papilles sont à nu, c'est-à-dire une érosion sur laquelle tout l'épiderme doit se former à nouveau.

A l'anthème « vésicule » il faut ajouter le synanthème « herpès ».

Synonymes : phlyctènes, phlycténose. Ces dernières dénominations sont superflues depuis qu'on n'a plus simplement enregistré dans la classification, les maladies de la peau suivant l'apparition de telle ou telle forme d'efflorescence (en ce cas des vésicules), comme Willan l'a fait ; en effet, phlyctène n'a jamais signifié autre chose que vésicule.

Mais sous le nom d'herpès, nous comprenons des groupes de vésicules inflammatoires (bulles, pustules) à évolution aiguë, cyclique. Nous conservons la dénomination d'herpès comme synanthème, autrement dit comme intermédiaire entre l'efflorescence isolée (vésicule) et les formes morbides auxquelles nous pouvons ensuite, par l'addition d'un qualificatif, conserver de nouveau facilement leur individualité.

En maintenant strictement la définition ci-dessus —

mais seulement à cette condition — il est facile de distinguer la vésicule de l'herpès des autres variétés de vésicules :

(*a*) Des vésicules et bulles acantholytiques, non inflammatoires, du pemphigus chronique ;

(*b*) Des vésicules et des bulles non cycliques et non en groupes dans les divers processus inflammatoires simples de la peau, par exemple l'eczéma, les stigmatoses, etc. ;

(*c*) Des vésicules chroniques consécutives aux processus dyscrasiques, par exemple de la syphilis.

La dénomination « herpès », comme synanthème, subsiste encore pour les processus suivants :

(*a*) Pour les vésicules aiguës inflammatoires, en groupes, à évolution cyclique, de l'herpès zoster (herpès nerveux) ;

(*b*) Pour les vésicules et bulles aiguës inflammatoires, en groupes, à évolution cyclique, dans les maladies désignées sous les noms d'herpès préputial, progénital, facial, phlycténoïde ;

(*c*) Pour les vésicules, bulles et pustules aiguës inflammatoires, en groupes, à évolution cyclique, dans l'érythanthème nerveux toxique et essentiel (l'herpès circiné, iris et annulaire des auteurs) ; enfin dans l'herpès que j'ai le premier décrit, mais dont la cause est encore indéterminée, l'herpès impétigineux (impétigo herpétiforme de Hebra).

Pustules. — Les pustules sont des élevures à contenu purulent accumulé librement sous l'épiderme. Elles procèdent toujours de vésicules, c'est-à-dire médiatement de papules de nature inflammatoire. Il a déjà été question précédemment de leur structure.

Les descriptions de Willan appliquées à certaines variétés anatomiques de pustules sont inutiles et doivent être abandonnées : *achor*, pustules de la grosseur d'un grain de millet, croûteuses, traversées par un poil et dont le siège est au cuir chevelu et à la face; *psydraciées*, avec les mêmes caractères, mais sur les membres; *phlysaciées*, pustules du volume d'un pois, dures, entourées d'une aréole d'infiltration sombre se terminant par la production de croûtes verdâtres, épaisses, dures. Cependant la dernière variété qui survient quelquefois simplement comme l'expression d'une stase veineuse coexistant avec l'inflammation, nous la rencontrerons comme synanthème, avec la dénomination d'ecthyma, employée déjà par Willan. Par contre, la morphologie n'a plus besoin de l'impétigo de Willan, constitué par des pustules à croûtes melliformes.

Sous le nom d'ecthyma, on désignera une éruption de grosses pustules à base rouge, dure, élevée, qui se transforment en croûtes dures, foncées, verdâtres et se terminent par cicatrisation.

Ces pustules surviennent sur le tégument externe, qui est le siège de stase, dans tous les cas où il existe d'un côté une stase incomplète, de l'autre une inflammation, le plus souvent quand la circulation veineuse est entravée par des causes constitutionnelles ou mécaniques (maladies de cœur, varicosités par causes mécaniques) et si, en outre, ces parties de la peau sont soumises à des irritations inflammatoires.

Cet ecthyma peut donc aussi se développer consécutivement dans les conditions les plus différentes et dans les diverses affections de la peau, par exemple dans les eczémas anciens, peu soignés, dans les stigmatoses, dans la syphilis, dans les cachexies de causes diverses.

Aux variétés d'anthèmes nommées ci-dessus : érythème, vésicule, bulle, pustule, plaque ortiée, il faut ajouter le synanthème qui les réunit en groupes de type déterminé : érythanthème (de ἔρυδρος, rouge, et ἄνθος, fleur). Sous ce nom je désigne tous les groupes de symptômes cutanés qui sont caractérisés par la combinaison de différentes formes fondamentales telles que papules, vésicules, pustules, plaques ortiées, qui surviennent en disposition variable sur une base rouge (inflammatoire); Hebra a séparé ces formes des érythèmes simples comme une espèce particulière d'inflammation symptomatique de la peau (jamais locale) d'origine inconnue, mais à évolution typique, et les a décrites sous le nom d'érythème polymorphe ou multiforme.

Mais l'observation des autres modalités morbides, qui n'ont été exactement appréciées que depuis quelque temps, montre que cette même combinaison morphologique survient aussi consécutivement à des causes qui nous sont directement connues, tantôt à la suite d'irritations angio-nerveuses (exanthèmes médicamenteux toxiques), tantôt après des processus nerveux (voyez ci-dessus).

Ces considérations ne permettent plus de désigner l'érythème exsudatif multiforme comme une maladie distincte, dans le sens de Hebra, et il ne peut être question que d'un groupe bien connu de symptômes, d'un synanthème, survenant consécutivement à des processus morbides totalement différents, lesquels, en réalité, comme

Hebra l'a établi dans sa conception géniale, n'ont de commun que la rougeur avec le simple érythème de la peau.

Les érythanthèmes sont divisés dans la classification, d'après leurs causes, en érythanthème essentiel (érythème multiforme, de Hebra), en érythanthème toxique et en érythanthème nerveux.

Aux altérations primaires et élémentaires de la peau énumérées ici, il faut ajouter quelques autres formes élémentaires, qui représentent soit de simples actions directes d'influence mécanique, soit des états consécutifs à ces lésions primaires, périodes finales de leur développement ou résidus de ces lésions et qu'on désigne sous le nom d'efflorescences secondaires.

Dans cette classe, il faut ranger les lésions suivantes :

Érosions. — Les érosions (moins justement appelées excoriations), excoriations de la peau, crevasses et gerçures (rhagades), et ulcères (ulcères cutanés). Ce sont trois variétés de pertes de substance qui peuvent résulter des processus mécaniques, chimiques ou pathologiques les plus différents. Elles ne se distinguent les unes des autres que par la profondeur et la forme de la perte de substance. Un point de la plus haute importance est de savoir si l'épiderme seul est atteint, et en second lieu si la couche cornée seulement ou avec elle la couche épineuse ont été affectées par la lésion. La même action peut avoir l'un ou l'autre résultat, par exemple le grattage, qui est une des causes les plus communes d'irritation; ou bien, il ne survient que des rougeurs superficielles sans lésion de continuité, ou encore l'épiderme est enlevé sous forme de cercles ou de lignes avec issue de la matière colorante du sang, ou même enfin, si l'irritation est arrivée jusqu'à la couche papillaire, de sérosité ou de sang en substance. Il peut se produire ainsi des rhagades, des fissures à bords taillés à pic, ou des érosions profondes, si la couche cornée est tout particulièrement épaisse ou très tendue (paume des mains et peau du pavillon de l'oreille). Enfin, si la couche papillaire elle-même a été en partie détruite, il se fait des pertes de substance encore plus profondes, avec cicatrices consécutives. Une variété de ces pertes de substance est celle qui survient dans les tissus qui ont subi une altération morbide et qui constitue la période finale des métamorphoses régressives de ces tissus : tels sont les ulcères de la peau (ulcères cutanés) qui ne guérissent que par la formation de cicatrices.

L'étude plus approfondie des diverses formes de ces ulcères de la peau, dont on a autrefois fait une classe distincte dans la classification des maladies de la peau, est bien plutôt du domaine de la pathologie chirurgicale.

Squames. — Les squames sont constituées par les lamelles de la couche cornée qui se détachent de l'épiderme. Cette desquamation se fait continuellement dans l'état physiologique de la peau sous forme de petites lamelles semblables à du son, quoique en faible proportion, parce que les nouvelles cellules de la couche jeune se kératinisent constamment et repoussent les anciennes. Quand cette élimination est considérable, on la désigne sous le nom de furfuration ; sous celui de défurfuration, analogue à du son (defurfuratio), s'il s'agit de l'élimination de petites lamelles de la couche cornée ; enfin, sous celui de desquamation si ce sont de grosses lamelles blanches provenant de cette même couche. La première variété s'observe dans la maladie appelée pityriasis, la dernière dans les inflammations superficielles de la peau, comme période finale (eczéma squameux, etc.). On désigne sous le nom de desquamation de la couche cornée (desquamation membraneuse) l'exfoliation de fragments entiers, membraniformes, de la peau, par exemple à la suite d'irritations chimiques faibles mais diffuses. Quelquefois les squames qui se détachent, mais qui, cependant, s'accumulent sur l'épiderme en couches assez considérables, forment de véritables saillies comme on le voit d'ordinaire dans le psoriasis.

Croûtes. — Les croûtes sont ces produits morbides secondaires qui sont formés sur l'épiderme par la dessiccation de sécrétions pathologiques. Lorsqu'elles sont constituées par du sérum pur, elles ont une coloration foncée, plutôt brunâtre ; s'il y a un mélange de pus, la couleur est plus claire, jaune clair, voire même d'une teinte semblable à celle du miel ; si le liquide est mélangé de sang, elles prennent une teinte foncée et même noirâtre. Elles forment d'abord des masses molles, puis plus dures, friables ; si elles sont mélangées à du sebum cutané, elles donnent au toucher une sensation de graisse. Elles peuvent être plus ou moins adhérentes aux parties sous-jacentes ; si les processus qui leur ont donné naissance progressent du centre vers la périphérie, elles constituent parfois des croûtes acuminées sur les parties malades ; elles peuvent alors atteindre une hauteur considérable (rupia, rypia), comme cela a lieu surtout sur les ulcères syphilitiques.

Cicatrices. — Les cicatrices sont des néoformations constituées par des traînées de tissu conjonctif qui viennent combler les pertes de substance de la peau, quand elles ont gagné jusqu'au tissu dermique. Elles renferment bien des vaisseaux et des nerfs, mais ne contiennent ni glandes, ni poils ; elles n'ont plus l'aspect papilliforme de l'épiderme ; par contre, elles représentent, suivant les diverses formes d'entrecroisement des cordons fibreux, — ce qui dépend de la nature de la perte de substance, — des réseaux à mailles, des cordons, des anneaux, des protubérances, des cercles concentriques, etc... Leur coloration varie du blanc tendre et du rouge clair (surtout lorsque les cicatrices sont récentes) à une pigmentation foncée tenant le plus souvent à la disposition et à la profondeur des vaisseaux de nouvelle formation qu'elles renferment. L'étude de la nature nosologique des pertes de substance, d'après la forme des cicatrices, ne fournit en général que des données fort incertaines ; dans quelques cas seulement on peut arriver à un résultat.

Les variétés d'anthèmes et de synanthèmes dont il vient d'être question ont depuis longtemps appelé l'attention des pathologistes, non seulement par leur configuration particulière à la peau, c'est-à-dire par leur morphologie, mais aussi par le mode de groupement, d'extension et de distribution de ces formes élémentaires, qui laisse entrevoir une certaine régularité. On les voit en général non seulement isolées et disséminées ou groupées d'une manière régulière ou irrégulière, mais encore elles forment aussi différentes figures : des anneaux, des arcs de cercle, des ellipses, des dessins en forme de biscuit, des cercles concentriques avec ou sans partie centrale punctiforme. Mais en outre on peut facilement constituer dans tout exanthème des dessins déterminés formés par des lignes joignant les anthèmes isolés et ayant pour chaque région du corps une direction fixe ; sur la région dorsale, elles sont parallèles aux côtes, plus bas elles sont plus horizontales : sur les épaules, elles sont disposées en ceinture, analogues à des cercles ; sur le cou et sur la région supérieure de la poitrine, elles convergent vers le sternum ; dans la région inguinale, elles sont parallèles au ligament de Poupart, à la partie interne de la cuisse, au ligament de Sartorius, etc. (O. Simon).

De plus, il faut noter ici, comme point important, la disposition symétrique très fréquente des anthèmes. Cette symétrie se traduit surtout nettement par des éruptions réparties sur de grandes surfaces de la peau (exanthèmes), principalement sur les deux côtés, mais aussi par une certaine analogie entre les éruptions qui ont leur siège sur les membres supérieurs et inférieurs.

Cette symétrie se manifeste surtout par l'apparition simultanée d'efflorescences sur les bras et sur les membres inférieurs, ainsi que sur des parties déterminées des membres, par exemple à la paume des mains et à la plante des pieds, sur leur face dorsale, sur l'articulation du coude dans le sens de l'extension et de la flexion, ainsi qu'au niveau des genoux, aux creux axillaires, aux aines, aux fesses, des deux côtés de la cavité thoracique, du cou et du crâne. — Mais cette symétrie se produit aussi aux surfaces d'extension et de flexion des membres supérieurs et inférieurs, aux articulations des pieds et des mains aux jambes et aux avant-bras, aux coudes et aux genoux, aux bras et aux cuisses, aux régions axillaires et inguinales.

Cette disposition régulière s'observe dans bon nombre de maladies — peut-être dans la plupart des maladies de la peau ; par contre, il y a d'autres dermatoses dans lesquelles précisément l'asymétrie constitue la règle ; par exemple l'herpès zoster, les nævi. Leur symétrie ne saurait tenir à l'origine interne d'une maladie de la peau. Il en est de la disposition symétrique comme de certaines autres formes qui affectent une certaine régularité. De ce genre sont précisément les figures géométriques de beaucoup d'efflorescences, qui ont déjà été indiquées ci-dessus d'une manière générale; en outre, la disposition linéaire des efflorescences qui suivent le trajet des côtes sur le thorax et sur le dos, la disposition annulaire autour du nombril; enfin une certaine espèce d'anthèmes en forme de cercles existant et se développant les uns à côté des autres, de sorte que deux cercles de squames se touchant par la périphérie, par exemple dans le psoriasis, — au lieu de présenter au point de contact des contours plus accusés — perdent complètement celui qu'ils avaient jusqu'à ce moment et se confondent en formant des dessins analogues à ceux d'un biscuit.

En cherchant l'explication de ces phénomènes, on a fait une série de recherches et d'expériences anatomiques sur la peau, tantôt uniquement dans ce but, tantôt au moins dans cette direction. Pendant quelque temps, l'opinion régnante (Hebra) était que ces dispositions spéciales étaient occasionnées par l'innervation de la peau, d'autant plus que la distribution des anthèmes sur la peau de bon nombre de parties du corps, en premier lieu de la cage thoracique et du dos, paraît, dans presque tous les exanthèmes qui surviennent dans ces régions, suivre exactement la direction des nerfs intercostaux. Mais si l'on étudie sans parti pris les expériences, on voit que, dans un petit nombre seulement de maladies de la peau, il existe une connexion entre la répartition des anthèmes et les ramifications nerveuses de la peau, notamment dans le zoster et dans la lèpre, ainsi que dans les dermatoses que l'on a réunies sous le nom de dermatoses nerveuses. Je ferai du reste remarquer qu'il ne s'agit pas ici de l'influence générale de l'innervation sur les maladies de la peau, mais bien d'une action que l'on peut directement démontrer et qui a rapport non seulement au siège mais à la cause même du mal.

Dans cet ordre d'idées, un examen très attentif — si l'on fait abstraction des maladies citées ci-dessus — n'a pu démontrer autre chose qu'une coïncidence de siège dans les autres affections, dans l'alopécie, dans l'érythème prodromique de la variole, dans les nævi. Mais cette coïncidence de siège ne suffit nullement pour admettre une origine nerveuse, tant que nous pouvons l'expliquer d'une autre manière. Or, nous sommes à même de le faire. On a depuis longtemps démontré que les sillons linéaires suivent sur les diverses parties du corps une direction différente, et que cette direction dépend des conditions de tension de la peau et du tissu conjonctif sous-cutané, mais que cette tension est à son tour sous la dépendance de la direction des fibres du tissu conjonctif cutané et sous-cutané de la région qui s'y rapporte (Langer).

Ce fait est confirmé par une observation ultérieure ; à savoir que dans les ulcères (par exemple les ulcères syphilitiques), la peau se comporte de la même manière.

Cette régularité est en même temps l'expression de la loi générale de croissance du corps, croissance qui d'un côté se fait dans la direction de la plus grande tension, de l'autre est indépendante des points d'attache des faisceaux fibreux aux os et aux fascia.

Mais à ces mêmes lois correspondent en outre la direction des fibres du tissu conjonctif et la tension variable de la peau qu'elles déterminent sur diverses parties du corps, la position et la situation des principaux troncs nerveux et vasculaires, et même la disposition des glandes.

Nous trouvons des indications précieuses, en ce qui concerne les nerfs, dans le système de lignes, proposé par Voigt, et qui représente sur la surface du corps, les limites des sphères de ramification des troncs nerveux ; il en est de même pour ce qui concerne les follicules pileux, (dissertation sur la direction des poils sur le corps humain, du même auteur), bien qu'on ne puisse pas constater une concordance complète entre ces systèmes de lignes et les directions linéaires de Langer, ce qui tient à la nature différente de ces appareils.

Nous pouvons donc nous résumer en disant que la loi qui régit la disposition et la distribution des anthèmes sur la peau correspond aux lois générales de croissance du corps humain, qu'elle tient à la direction des fibres du tissu conjonctif et à la tension de la charpente de la peau, mais non à celle des troncs vasculaires ou nerveux dont la situation et la direction sont elles-mêmes sous la dépendance des fibres et des faisceaux de la couche de tissu conjonctif en voie de croissance.

III. — ÉTIOLOGIE GÉNÉRALE DES MALADIES DE LA PEAU. RAPPORT DES MALADIES DE LA PEAU AVEC L'ENSEMBLE DE L'ORGANISME.

Le tégument externe se distingue de tous les autres organes en ce qu'il ne sert pas, comme ces derniers, à une seule et unique fonction, à la nutrition de l'organisme, mais qu'il intervient simultanément, et avec une activité presque aussi grande, dans bon nombre et même dans toutes les fonctions de la vie végétative et animale. Par conséquent, une maladie de la peau peut indiquer, dans certaines circonstances, outre un trouble local dans la nutrition de la peau, une altération dans le processus de respiration, dans la sécrétion et les échanges des liquides de l'organisme, dans l'innervation périphérique et centrale, et dans la sensibilité de la peau à la pression et au toucher qui en dépend, dans la distribution du sang dans l'organisme tout entier, dans la production et la conservation de la chaleur nécessaire à la vie, etc... Une lésion anatomique de la peau, même de peu d'importance, peut donc donner aussi lieu, grâce à l'étendue de l'altération cutanée, à un trouble fonctionnel important et général, et c'est ainsi que les maladies de la peau jouent, à un degré plus élevé que les affections des organes soi-disant nobles, le rôle de Janus, dont une des faces est tournée vers le monde extérieur et ses influences irritantes, et l'autre vers le laboratoire interne de l'organisme. Dans la pathologie interne, la liste des causes de maladies offre une monotonie fatigante; dans les affections de la peau, au contraire, le tableau est beaucoup plus changeant ; d'un côté, les irritations extérieures, auxquelles le tégument externe est toujours directement exposé, sont plus nombreuses et plus variées ; d'autre part, les troubles fonctionnels qui peuvent être provoqués par toute irritation sur la peau, même la plus légère, constituent une série plus considérable. Il ne faut donc pas s'étonner si la pathologie pensa trouver ici l'occasion de résoudre toutes les questions litigieuses qu'elle porte dans son sein, et si, dans ses tentatives d'adaptation aux notions physiologiques et pathologiques, elle a marché en chancelant comme un enfant qui court d'un objet brillant à un autre ; tantôt elle considérait toutes les maladies de la peau comme des affections générales, tantôt comme des maladies locales, tantôt elle regardait les lésions élémentaires comme les fleurs de l'arbre de la maladie, tantôt comme l'élimination d'une matière morbide, tantôt elle faisait provenir toutes les dermatoses d'exsudats et de blastèmes, tantôt elle les faisait naître dans les éléments des tissus eux-mêmes ; elle inventa des crases, des dyscrasies et des diathèses particulières ; en dernier lieu, elle s'en tint strictement au point de vue anatomo-pathologique et de là, variant avec la mode, elle considéra les affections de la peau tantôt comme des maladies des glandes, tantôt comme des maladies d'origine nerveuse, tantôt enfin comme des colonies d'animaux et de plantes. Dans toutes ces tentatives pour définir la nature des maladies de la peau, l'étiologie joue le rôle principal ; pour nous aussi elle sera le point de départ le plus naturel pour exposer nos idées personnelles sur la dermatopathologie en général.

Le véritable créateur de la dermatopathologie, Charles Lorry, a le premier divisé les maladies de la peau en (a) symptomatiques, c'est-à-dire consécutives à des processus morbides généraux, (b) idiopathiques, c'est-à-dire celles dans lesquelles la peau seule est malade ; tous les dermatologistes — quels que soient leurs principes de classification — ont suivi cet auteur jusque dans ces derniers temps. En somme, jamais un doute n'a existé sur ce point, et il est tout aussi inexact de prétendre que, à une époque quelconque, on ait considéré « à peu près toutes les maladies de la peau » comme des altérations symptomatiques provenant d'une dyscrasie psorique ou d'une âcreté du sang, qu'il serait aujourd'hui absurde de croire une école quelconque capable de nier complètement l'influence des modifications constitutionnelles (diathèses) sur le développement des maladies de la peau.

Étudions donc de plus près ces conditions étiologiques :

1° On a toujours admis et on admet encore aujourd'hui que les exanthèmes aigus et les différentes affections de la peau qui surviennent dans le typhus, le choléra, la morve, la syphilis, la scrofulose (acné, lichen, lupus) et la tuberculose, que certains processus furonculeux, les dépôts de matière morbide, les extravasations sanguines dans la peau et le tissu sous-cutané, l'eczéma, etc., qui se produisent dans le diabète, la goutte, le rhumatisme ; que la séborrhée, l'acné, l'alopécie, l'eczéma, l'urticaire, observés dans l'anémie, la chlorose, le scorbut et la leucémie, etc., — que toutes ces affections de la peau, dis-je, doivent être considérées comme des maladies des échanges nutritifs. On peut aussi, suivant le point de vue auquel on se place, regarder les processus qui se produisent alors sur le tégument externe comme des maladies de la peau ou des phénomènes accessoires de la maladie générale, tels que des apostases, des dépôts, etc. ;

2° De plus, il a fallu tenir compte d'une série d'expériences d'où il résulte que des affections d'un organe isolé peuvent occasionner directement des maladies de la peau. Citons comme exemples : certaines maladies du système nerveux central et périphérique, auxquelles correspondent les dermatoses et les maladies nerveuses des centres des vasomoteurs (du système ganglionnaire du sympathique), ainsi que les angionévroses de la peau ;

Certaines maladies des organes de la circulation d'où dérivent en premier lieu des dermatoses par stase, mais de plus aussi, indirectement, certaines angionévroses de la peau ;

Quelques maladies des organes du système végétatif, des voies digestives, du foie, de la rate, des reins, des capsules surrénales, qui sont le point de départ, comme on le sait, des maladies de la peau les plus diverses : érythanthèmes, urticaire, anomalies de sécrétion, changements de coloration de la peau, prurit ;

Diverses maladies de la sphère génitale, par exemple le chloasma utérin, qui retentissent consécutivement sur la peau (érythanthèmes, maladies des glandes, changements de coloration) jouent un rôle important, spécialement chez la femme ;

3° Certains agents physiologiques, qui exercent une influence nocive sur l'organisme ou sur quelques-unes de ses parties dans certaines circonstances, interviennent aussi dans l'étiologie des maladies de la peau.

Il faut ranger dans cette catégorie la transmission par hérédité de quelques maladies, par exemple de l'ichtyose, des nævi, du psoriasis, du prurigo, de la syphilis, de la scrofulose ; peut-être aussi de la goutte et du rhumatisme ; la disposition à certaines maladies, comme à la chute des cheveux ou à leur production exagérée, à certaines anomalies des glandes ou de la coloration de la peau (acné, lentigines), au catarrhe de la peau (eczéma), à la tuberculose et au cancer de la peau, etc...

En outre, il faut tenir compte de l'âge, du sexe, des occupations, de l'alimentation, de l'habitation, etc. ; chez quelques individus, du climat, de la température, de la composition de l'air et de la nature du sol en général (maladies endémiques et pandémiques). Nous devons laisser à la pathologie spéciale le soin d'apprécier ces diverses causes dans les formes morbides elles-mêmes, puisqu'il ne s'agit ici que des rapports généraux entre les causes et leurs effets sur la peau.

Rappelons seulement, en quelques mots, relativement à l'âge, qu'on voit fréquemment chez les enfants à la mamelle des catarrhes superficiels de la peau (érythèmes, eczéma, intertrigo) et des crevasses, puis des amas de sebum; que l'urticaire peut se manifester même dans la première période de la vie comme le prodrome d'un prurigo ultérieur, que la scrofulose en général et la scrofulose de la peau, apparaissent également et régulièrement déjà dans les premières années de la vie. Le psoriasis se manifeste d'ordinaire après la dixième année, l'acné rosée entre dix et vingt ans ; les vieillards sont exposés à l'atrophie graduelle de la peau, au prurit habituel, à des néoplasmes de différente nature (pigmentations, épithéliome).

Quant au sexe, on ne rencontre chez les femmes que les maladies de la peau qui, directement ou par voie réflexe, sont en rapport avec la sphère génitale : chloasma, prurit, acné, acné rosée, etc...

Relativement aux occupations, nous devons citer principalement certaines substances et manipulations qui provoquent des maladies de la peau : l'érythème et l'eczéma sont déterminés par des irritations légères, les dermites plus profondes par des substances plus concentrées. En raison de leurs occupations, quelques individus sont exposés à certaines lésions de la peau : les raffineurs de sucre à la gale dite des épiciers, les cordonniers à des callosités sur la peau de la cuisse produites par le marteau, les blanchisseuses et les couseuses de gants, les ouvriers qui travaillent avec la chaux, les métallurgistes, les boulangers, etc..., à des lésions analogues ; étiologiquement parlant, ces conditions ont la même importance et méritent la même attention que celles qui produisent des dermatoses chez les ouvriers qui travaillent dans les fabriques de goudron, d'aniline ou de papier. Nous laissons de côté les exanthèmes dits médicamenteux qui, sous certains rapports, appartiennent à cette même classe de maladies.

En ce qui concerne les conditions générales, comme le climat, le sol, la température, la composition de l'air et leur influence sur la peau, on a réalisé quelques progrès dans ces dernières années en étudiant avec soin, spécialement dans les rapports des bureaux sanitaires officiels des colonies anglaises, hollandaises et françaises, les nombreuses différences que présente le génie morbide de la peau suivant les régions, et qui doivent en grande partie tenir précisément à ces conditions. Toutefois, je renvoie pour toutes ces questions à la pathologie géographico-historique de Hirsch et à l'ouvrage de mon regretté ami Tilbury Fox et Farquhar : « *On some Diseases of hot climates*, etc. » et aux rapports de l'office sanitaire anglo-chinois. Pour l'étude de la distribution géographique des maladies de la peau, White mérite toute notre reconnaissance pour les statistiques comparatives très soignées des différents pays ; cependant elles n'ont pas jusqu'à présent donné des résultats définitifs.

Cet auteur a formulé, pour l'Amérique, quelques conclusions. Les voici :

1º Le prurigo, la pellagre, le lichen exsudatif ruber ne s'observent pas en Amérique (?)

2º Les maladies de la peau dues à la malpropreté, principalement aux parasites animaux, sont plus rares en Amérique qu'en Europe.

3º Quelques maladies graves de la peau, qui sont en rapport avec des affections constitutionnelles, sont plus rares ou ont une évolution plus bénigne dans les États-

Unis qu'en Europe où dans les régions où elles sont endémiques (lupus, syphilodermie (?), lèpre).

4° Certaines maladies de la peau, principalement celles des glandes et celles qui sont en rapport avec le système nerveux, sont plus fréquentes en Amérique qu'en Europe (la séborrhée, l'acné, peut-être aussi les éruptions dues à la chaleur, puis l'herpès, l'urticaire et le prurit).

Les conditions physiologiques que je viens d'énumérer agissent comme des causes déterminantes de maladie, ainsi qu'il résulte de ce qui précède, non seulement sur l'ensemble de l'organisme, mais aussi directement sur le tégument externe, considéré en tant qu'organe ; elles servent ainsi de transition aux causes des affections idiopathiques de la peau que nous allons étudier.

5° Personne ne met en doute que ces dernières ne soient dues directement à des causes extérieures, physico-chimiques ou mécaniques. Nous ne les énumérerons pas, et nous nous bornerons à faire remarquer qu'il ne s'agit pas seulement ici de la qualité de l'agent irritant mais souvent aussi du degré de son action, qu'elle soit augmentée ou diminuée, ou enfin d'une combinaison de ces deux influences. Ce fait explique pourquoi des substances inoffensives en elles-mêmes, telles que l'eau, peuvent agir comme agent irritant et comment les mêmes agents d'irritation thermiques, chimiques et mécaniques (le grattage) peuvent agir sur la peau tantôt comme des excitants inflammatoires légers, tantôt comme les agents caustiques les plus énergiques.

Les organismes parasitaires qui peuvent exercer une action nocive sur la peau doivent aussi trouver place ici.

Il ne peut naturellement pas être question ici de la place importante que les micro-organismes parasitaires commencent à prendre dans l'étiologie en général et par conséquent aussi dans l'étiologie des maladies de la peau ; ces questions seront étudiées dans des chapitres spéciaux.

Sur tous ces points, l'unité est faite en principe parmi la plupart des dermatologistes ; l'étude des conditions étiologiques spéciales à chacune des dermatoses devrait à elle seu,le former le contenu des chapitres suivants. Et cependant il reste encore quelques questions, concernant l'étiologie des maladies de la peau, sur lesquelles on n'est pas jusqu'à présent complètement d'accord. Voici comment on peut les formuler.

1° Existe-t-il, en dehors de la connexion de certaines affections de la peau avec la goutte et le rhumatisme, quelque autre groupe distinct de dermatoses chroniques que l'on puisse rattacher à l'arthritisme (Bazin), avec la même certitude que les éruptions syphilitiques de la peau à la syphilis, autrement dit qui soient provoquées par une disposition arthritique du sujet ou que des irritations extérieures accidentelles aient déterminé chez lui ?

2° Existe-t-il, en outre, un groupe distinct de maladies de la peau que l'on puisse rattacher de la même manière à une disposition herpétique (Bazin) ou dartreuse (Hardy) de tout l'organisme ?

Les deux questions concernent, comme on le voit, des maladies chroniques de la peau et en réalité celles qui ont été décrites autrefois sous le nom d'*Impetigines* (P..Frank) et de dartres par les Français (Sauvages) ; les anciens dermatologistes les considéraient aussi comme de nature constitutionnelle.

On doit répondre d'une manière négative à ces deux questions. Nous ne pouvons ni établir deux complexus symptomatiques à caractères bien typiques, ni trouver dans les auteurs autre chose que des indications vagues et fugaces. Aucun des défenseurs de l'existence de ces maladies hypothétiques n'est à même d'en établir un tableau symptomatique, et pourtant on a pu démontrer facilement la réalité nosologique de la scrofule, de la syphilis, de l'anémie et de la chlorose, etc... qui ne sont cependant aussi que des abstractions.

En effet, les principaux champions de ces diathèses dans la dermatologie française, Hardy et Bazin, sont en guerre ouverte. Tandis que l' « arthritisme » de Bazin (1) est simplement nié par Hardy, l' « herpétisme » ou la « dartre » sont admis par ces deux auteurs, mais avec une significa-

----

(1) La définition que Bazin, l'inventeur de l'arthritisme, donne de cette diathèse est la suivante : C'est une maladie constitutionnelle, non contagieuse, qui est fréquemment caractérisée par la production de tophi aux articulations ; sur la peau, par des éruptions de différente nature. Ces éruptions sont sèches (le type est l'eczéma squameux) ; elles sont disposées en cercles, isolées, non symétriques multiples ; elles ont leur siège de prédilection sur les parties découvertes de la peau, elles ne sont pas prurigineuses, alternent avec les maladies articulaires, disparaissent dans la quatrième (la dernière) période de la maladie arthritique et font place alors à des lésions viscérales. A ces éruptions appartiennent : (a) les pseudo-exanthèmes : érythèmes noueux, urticaire, pityriasis rubra, herpès zona, pemphigus arthritique ; (b) les arthritides sèches : l'érythème papulo-tuberculeux, l'intertrigo, le cnidosis, l'acné rosée, le pityriasis, le psoriasis, le prurigo, le lichen, l'acné arthritique ; (c) les arthritidés humides : l'hydroa, l'eczéma, le pompholix, le sycosis, l'ecthyma, les furoncles arthritiques.

tion tout à fait différente. Quant à l'arthritisme, on peut encore l'admettre dans une certaine mesure, car la goutte et le rhumatisme sont depuis longtemps connus comme des unités nosologiques et dont l'importance n'a été niée ni pour les échanges nutritifs, ni pour la nutrition de certains organes ; les dépôts d'acide urique, qui dans la goutte apparaissent dans la peau, et la présence d'hémorrhagies cutanées, coïncidant avec des douleurs rhumatismales (purpura rhumatismal), sont aussi regardés comme représentant un rapport spécial entre la dermatose et la maladie constitutionnelle, alors même qu'il n'existe en dehors de ces symptômes nul autre phénomène d'une crase arthritique sur la peau.

Quant à l'herpétisme, il a même été abandonné par beaucoup d'auteurs français modernes (Hillairet) ; c'est un tableau de fantaisie, qui n'a été inventé que pour y mettre toute une série de maladies chroniques de la peau que l'on ne pouvait pas classer parmi les autres diathèses, et pour lesquelles il fallait, le cas échéant, une cachette diathésique (1).

(1). Définition de la dartre suivant Hardy : « C'est une maladie à lésions élémentaires variées, non contagieuse, héréditaire, récidivant, dont le symptôme principal est le prurit, qui envahit toujours de nouvelles parties de la peau, à évolution chronique et guérissant sans cicatrice, bien qu'elle soit souvent compliquée d'ulcères (!) (Hardy, Leçons 1861).

Parmi ces affections il faut ranger : l'eczéma, le pityriasis, le lichen, le psoriasis (mais non le prurigo!).

Par contre, voici d'après Bazin la description des herpétides : « Maladie constitutionnelle, héréditaire, non contagieuse, non inoculable, avec localisations sur la peau et sur les muqueuses, qui peuvent faire place à des phénomènes viscéraux, et qui se distinguent par

Il est bien inutile, après une étude minutieuse des processus réunis sous ce titre, de discuter plus longtemps contre l'existence de cet herpétisme. Cependant nous nous sommes occupé un peu plus en détail de ces théories sur les diathèses ; car, dans ces derniers temps, de jeunes dermatologistes français se sont de nouveau prononcés en faveur de doctrines tombées en désuétude chez nous depuis Hebra.

Mais cette funeste doctrine des diathèses a des conséquences pratiques qui rendent difficile le traitement des maladies de la peau, — on peut même dire en quelque sorte mystique. A la théorie des diathèses se rattache évidemment cette idée que la peau est un exutoire, un lieu de dépôt pour les substances morbides qui existent dans le corps, de par les diathèses (apostases, d'Hippocrate), et comme conséquence la crainte de voir se reporter sur des organes « plus nobles » les maladies de la peau guéries à la surface. Nous laisserions volontiers de côté tout ce cercle d'idées avec tout le fatras de précautions intelligentes dans le traitement des dartres, qui s'y rattache ; malheureusement ces théories hantent encore à présent beaucoup d'esprits (1).

leur ténacité, leur durée, leur généralisation et leur tendance aux récidives. »

A cette classe appartiennent les pseudo-exanthèmes : la roséole, l'urticaire, le pityriasis rubra herpétique, l'eczéma rubrum généralisé, l'herpès zona herpétique, le pemphigus aigu ; les herpétides sèches ; le cnidosis, l'epinyctis, le pityriasis, le psoriasis, le prurigo, le lichen (tous accompagnés de l'adjectif herpétique) ; des herpétides humides : l'eczéma, le pompholix, la melitagre, l'ecthyma, les furoncles (herpétiques).

(1) Comme preuve de cette préoccupation, je citerai, sans le faire

Laissons donc de côté ces théories, qu'une étude attentive a démontré être insoutenables, et jetons un coup d'œil d'ensemble sur les rapports qui existent entre les maladies de la peau et les affections de l'organisme ou des autres organes ; ces relations sont multiples et très importantes :

Il existe de nombreuses altérations pathologiques de la peau qui peuvent se produire sous une seule et même forme comme le résultat de différentes causes, soit externes, soit internes. Tout d'abord, les lésions élémentaires ou anthèmes peuvent apparaître sous l'influence d'irritations nombreuses de la nature la plus variée ; une morsure d'insecte peut aussi bien provoquer des pustules que le fera l'inflammation d'un tronc nerveux et l'intoxication iodique ; et trois pustules nées dans ces conditions — considérées isolément — présenteront une même structure et en somme la même évolution et la même terminaison.

suivre d'aucune remarque, ce passage du plus récent ouvrage, encore en cours de publication, d'un dermatologiste français en renom (Hillairet, Paris 1881, 1er fascicule, page 157) : « On doit entreprendre le traitement avec la plus grande prudence principalement à un certain âge et dans les formes arthritiques.... Nous avons été témoin des faits suivants : un vieillard de quatre-vingts ans, atteint d'eczéma variqueux, souffrait d'un prurit intense, il employa un traitement énergique avec des lotions de sublimé, il guérit ; mais bientôt après il eut une inflammation pulmonaire et il fut frappé d'un accès de goutte. Des applications de sinapismes ramenèrent l'eczéma, l'inflammation pulmonaire guérit et l'accès de goutte disparut rapidement. Quelque temps après, le même malade voulut se traiter sans médecin, il soigna de nouveau son eczéma, il survint une pleurésie et une endocardite, et une apoplexie cérébrale l'enleva en quelques jours. » Et quelques pages plus loin (p. 179), l'auteur annonce qu'il a vu survenir une fois l'épilepsie, une autre fois une tuberculose aiguë après la guérison rapide d'un psoriasis.

Des influences morbides différentes (que nous désignons sous le nom de constitutionnelles, quand elles proviennent de l'organisme, et sous celui d'irritations ayant une action chronique, quand elles viennent de l'extérieur) peuvent exercer sur l'ensemble de la peau une grande influence : elles peuvent diminuer le degré et l'intensité de sa nutrition ; le tégument externe deviendra moins résistant aux actions extérieures, et moins à même de suffire aux fonctions multiples qui lui incombent. Mais ce fait ne se présente pas — ainsi que le veulent les défenseurs des diathèses — comme une maladie distincte à laquelle on pourrait mettre une étiquette toute prête. Mais quelle qu'en soit la genèse, nous avons affaire à une série de symptômes qui reviennent d'une manière incessante et dont cependant les combinaisons changent souvent : le caractère général de ces symptômes consiste en une nutrition affaiblie, une atrophie et quelquefois même une paratrophie, une croissance irrégulière ou une nutrition anormale. Tel est le tableau pathologique que nous voyons apparaître comme maladie chronique, non seulement sur la peau, mais dans tous les organes, particulièrement sur les muqueuses, les membranes séreuses, les revêtements glandulaires, etc... dès qu'une diathèse quelconque a envahi l'organisme. Il ne se produit pas sous cette influence un grand nombre de formes nosologiques distinctes, mais des irritations étrangères agissant dans ces conditions sur la peau ou sur la muqueuse et l'évolution d'autres maladies produites alors sur ces organes peuvent se trouver essentiellement modifiées.

A ce point de vue, on comprend très bien que les catarrhes chroniques de la muqueuse bronchique surviennent tantôt sous l'influence d'une cause nocive provenant directement de l'extérieur, tantôt par suite d'altérations d'autres organes, par exemple de la circulation, tantôt par la dépression de la nutrition en général consécutive à des états physiologiques, par exemple de l'âge, et enfin à la suite d'affections constitutionnelles (syphilis, scrofulose, tuberculose, leucémie, chlorose, anémie, etc.) qui d'ordinaire exercent une action défavorable sur la nutrition en général.

Or il en est ainsi pour le tégument externe. De même que certains processus physiologiques, par exemple l'âge, peuvent amener une modification (atrophie sénile) qui se traduit chez les vieillards par une sécheresse de la peau avec gonflement vitreux, production de milium, accumulation de pigment, chute et ratatinement des poils, prurit sénile, etc. ; de même, la peau peut être affectée par toutes les maladies constitutionnelles qui déterminent en général un état cachectique : les maladies provenant de la malaria, ainsi que la scrofulose et la tuberculose, le diabète et la leucémie, le carcinome et la syphilis. Les modifications ainsi produites, correspondant aux états dont elles procèdent, sont sous certains rapports très différentes, mais elles ne perdent jamais le caractère d'une dépression de la nutrition, d'un manque de réparation des tissus, d'une langueur des fonctions, d'une cachexie.

Très fréquemment certaines altérations chroniques de la nutrition présentent ici, comme sur les muqueuses, les caractères d'un processus inflammatoire chronique superficiel, ainsi qu'on l'observe dans l'eczéma chronique. La peau ou quelques-unes de ses parties ne sont pas, comme on pourrait le croire, constamment eczémateuses dans de pareils cas ; mais de même que les muqueuses de ces malades répondent par le catarrhe aux plus légères irritations, et que ce catarrhe se distingue par une ténacité exceptionnelle, de même la peau, chez ces malades, devient très facilement irritable et l'eczéma y est alors tout particulièrement tenace. Les formes de ces eczémas s'effacent peu à peu et il se produit certaines variétés paratypiques d'eczéma qui ont transformé la notion pourtant si simple de catarrhe de la peau en une forme morbide de tout temps très difficile à expliquer, souvent mal comprise et morcelée à l'infini.

Il faut ajouter à cette classe les anomalies chroniques de kératinisation (pityriasis tabescentium et scrofulosorum), les états cachectiques des glandes et de leurs conduits excréteurs (lichen des cachectiques, des scrofuleux, xérodermie) et les maladies acantholytiques de l'épiderme (pemphigus), enfin certains troubles de l'innervation (prurit, prurigo des cachectiques).

On voit que cette série d'affections de la peau ne s'éloigne pas beaucoup de celles que Bazin et Hardy ont décrites sous le nom d'arthritides et de dartres, mais, il est vrai, avec des prétentions à une place distincte et spéciale dans la pathologie, qu'il nous est impossible de leur accorder. Nous pensons avoir épuisé par là tout ce qui se rattache à la question des rapports des maladies de la peau avec l'organisme.

Passons à présent à l'examen des dernières questions que soulève l'étiologie des maladies de la peau : l'origine nerveuse et l'origine parasitaire de certaines dermatoses.

Quels sont dans les différents organes les rapports du système nerveux avec les processus pathologiques ? Cette question a de tout temps formé le premier et le plus important des corollaires qui se rattachent aux relations entre le système nerveux et les processus physiologiques en général. On a surtout étudié, dans ces derniers temps, et avec une prédilection marquée, le rôle que l'innervation joue dans les troubles de l'économie des organes, — dans le développement et la régression des tissus, — dans la nutrition et les sécrétions — dans les troubles nerveux de nutrition ou trophonévroses, tandis qu'un temps d'arrêt paraît s'être produit dans les études relatives aux autres variétés de troubles nerveux : névroses de la sensibilité et de la motilité.

En ce qui concerne notre domaine spécial, le tégument externe, ce sont précisément les troubles de l'innervation qui ont été traités de préférence et avec le plus de détails dans ces derniers temps; on paraît s'être attaché surtout à l'influence du système nerveux sur les troubles de nutrition de la peau ; cette étude est l'objectif principal de la dermatopathologie actuelle.

Or, le rôle que les vaisseaux sanguins jouent dans les troubles de nutrition de la peau commence à devenir important, car l'action musculaire, si considérable pour la nutrition, est régularisée dans les parois vasculaires par une espèce particulière d'éléments nerveux, les nerfs vasomoteurs. Il faut donc en tenir compte tout d'abord pour les troubles de nutrition de la peau. Toutefois, l'expérience pathologique et l'expérimentation ont démontré d'une manière absolue que toute une série de troubles de nutrition

de la peau, qui sont directement provoqués par le système
nerveux, ne peuvent pas être rattachés à des troubles vasculaires, autrement dit aux nerfs vaso-moteurs et à leurs
centres supposés dans le sympathique et dans la moelle
épinière ; bien au contraire, certaines raisons importantes
indiquent que ce n'est pas exclusivement cette action
centrifuge qui s'exerce par les nerfs moteurs, mais bien
une autre action nerveuse centrifuge qui, elle aussi, influence directement la nutrition des tissus. On a pu conclure
à l'existence de cette transmission par des motifs physiologiques et pathologiques, mais il a été impossible de la
prouver anatomiquement ; il est très probable que cette
transmission centrifuge suit le même trajet que les fibres
nerveuses, sensitives centripètes. Que l'on admette que la
direction nerveuse trophique ainsi supposée ait lieu par des
fibres nerveuses proprement dites, isolables anatomiquement, mais jusqu'à ce jour non isolées (nerfs trophiques
de Samuel), ou simplement par des nerfs sensitifs
qui, sollicités par une irritation directe ou réflexe des
centres nerveux trophiques, exercent, en partant de
ces derniers, une action centrifuge — on n'est pas encore
fixé sur ce point —, toujours est-il qu'aujourd'hui les expériences physiologiques et pathologiques permettent de
rapporter les troubles de nutrition des tissus à deux espèces d'éléments nerveux : les nerfs vaso-moteurs et les
nerfs trophiques proprement dits ; ces derniers chemi-
nant probablement avec les nerfs sensitifs.

Maintenant, il reste à savoir si les expériences pathologiques que l'on peut faire sur la peau confirment ou non
ces hypothèses générales.

Tout d'abord, voyons quelle est l'influence des vaso-moteurs ; l'action des muscles vasculaires à l'état normal maintient une tension moyenne (tonicité) du calibre des vaisseaux et fait place, dès que l'état physiologique est détruit, à une paralysie des constricteurs et à une contraction des dilatateurs, s'il survient de la dilatation, et à des processus contraires s'il se produit une rétraction du calibre des vaisseaux. Or, il reste seulement à connaître le point où cette irritation doit s'exercer, pour réaliser l'effet ci-dessus. On considère actuellement comme centres vaso-moteurs les ganglions du sympathique et la moelle allongée, peut-être aussi la moelle épinière tout entière ; en outre, des parties déterminées du cerveau doivent être en communication avec le centre vaso-moteur de la moelle (Eulenbourg et Landois). Une irritation de ces centres peut avoir lieu directement, par exemple, par des substances de nature chimique ou végétale entraînées dans le torrent circulatoire, ou être provoquée en partant de la périphérie (même par des impressions morales), par l'intermédiaire des nerfs sensitifs, c'est-à-dire d'une manière réflexe.

Les changements de calibre des vaisseaux de la peau qui se manifestent physiologiquement sous l'influence de modifications dans l'afflux du sang (rougeur et pâleur de la peau), dans la pression sanguine, dans la vitesse de la circulation, dans la température, représentent également le type de toutes les altérations pathologiques de la tonicité vasculaire que nous pouvons observer sur la peau. Ce sont les seuls phénomènes pathognomoniques que l'on puisse signaler, car les modifications de la température mêmes ne sont pas constantes et il est impossible de considérer les anomalies de sécrétion ou même les altérations de la nutrition (inflammation) comme leur effet régulier.

Par une irritation anormale des vaso-moteurs, qu'elle provienne directement du centre ou par voie réflexe de la périphérie (expansions nerveuses sensitives), on ne provoque, d'après l'état actuel de la science, les modifications que l'on considérait autrefois comme une conséquence de la paralysie vaso-motrice : les inflammations dites névro-paralytiques, les inflammations oculaires, suites d'une lésion du trijumeau, les inflammations pulmonaires consécutives à la section des deux nerfs vagues, etc. — On prétend même que des inflammations de l'oreille d'un lapin évoluent d'une façon plus favorable (Donders et Snellen), et que la section du trijumeau n'entraîne pas d'inflammation oculaire (Sinitzin), si l'on a sectionné préalablement le sympathique au cou, autrement dit si l'on a extirpé les ganglions du sympathique du cou du même côté.

Perroud a réuni un certain nombre de cas de ces hyperhémies neuroparalytiques chez l'homme, qui ont persisté longtemps sur différentes parties du corps sans avoir pour conséquence des troubles de nutrition. Ces états se produisent en outre sans élévation, souvent même avec un abaissement de température, par exemple, dans le zona, dans la myélite partielle, dans la paralysie infantile, dans l'atrophie musculaire progressive. Enfin, il faut encore tenir compte des résultats des recherches bien connues de C. Ludwig sur les glandes salivaires; l'irritation de l'extrémité périphérique du nerf sous-maxillaire, provenant de la corde du tympan, provoque l'hypersécrétion de la salive, même si l'on a fait la ligature des veines ; par conséquent, il ne peut se produire aucune contraction des veines par l'intermédiaire des nerfs : dans ce cas, la pression manométrique dans le conduit de Wharton étant plus élevée que la pression du sang dans les artères, il paraît inutile de faire intervenir l'hypothèse d'une dilatation active des artères afférentes. Les recherches de Wittich, Heidenhain, Jolyet ont donné des résultats analogues. La sécrétion des glandes (du moins d'une catégorie de glandes) ne serait donc pas sous l'influence des vaso-moteurs et peut-être pourrait-on en tirer une conclusion analogue pour les glandes sébacées et sudoripares de là peau.

Nous pouvons donc, relativement à l'innervation vaso-motrice et à ses troubles, conclure, en ce qui concerne la peau, qu'il est impossible d'expliquer par cette action les formes essentielles des troubles de nutrition (processus d'inflammation et de stase, maladies de sécrétion, anomalies de croissance).

Toutefois cela ne veut nullement dire que les processus décrits précédemment n'ont aucun rapport avec l'innervation vaso-motrice. Il est, en effet, hors de doute que la rougeur artérielle et l'élévation de température qui se produisent au début de l'inflammation de la peau, qui accompagne la congestion veineuse et que les processus de stase, sont dues à des modifications du calibre des vaisseaux et celles-ci à l'influence des vaso-moteurs. Mais c'est à cet effet que se borne leur influence, et il faut attribuer les processus inflammatoires ultérieurs, qui se traduisent par l'accumulation des corpuscules blancs le long des parois des vaisseaux, par l'issue d'une grande quantité de sérum du sang, puis de nombreux corpuscules blancs et rouges à travers les parois vasculaires, par la douleur et peut-être aussi par l'augmentation croissante de la température, à un trouble dans les relations du tissu enflammé avec les parois des vaisseaux sanguins et le sang qui y circule, à une altération des parois vasculaires que l'on ne peut plus expliquer par les troubles seuls de l'innervation vaso-motrice.

Il faut remarquer qu'avec l'apparition de cette altération inflammatoire des vaisseaux, que nous ne connaissons pas encore complètement, c'est-à-dire avec l'accroissement de l'infiltration inflammatoire et la suppuration, l'influence des vaso-moteurs cesse en général sur les parties enflammées de la peau. Dans les processus inflammatoires simples les choses se passent ainsi ; nous avons déjà expliqué plus haut qu'il y a en outre d'autres formes dans lesquelles un trouble de la tonicité vasculaire persiste sur une grande étendue, qu'on le reconnaît facilement à côté de l'inflammation, bien plus, que ce trouble vaso-moteur confère déjà de prime abord aux processus de ce genre un caractère spécial, celui des angionévroses.

Il résulte en même temps de ce qui précède, que toute tentative de faire des angionévroses simples de la peau des maladies distinctes restera stérile, car il faut interpréter les hyperhémies simples (la contraction et la paralysie des vaisseaux de la peau) comme une augmentation des fonctions physiologiques (par exemple, la rougeur, la pâleur), ou bien les regarder comme des prodromes ou des phénomènes partiels de l'inflammation de la peau (hyperhémies inflammatoires), ou enfin comme des phénomènes partiels de processus névralgiques ou nerveux (contraction des artères chez les blanchisseuses, avec névralgie, Nothnagel). Nous pensons qu'on oppose à tort aux angionerveuses pures de la peau les « formes mixtes angionévreuses », qui comprennent l'érythème exsudatif multiforme et l'urticaire, comme l'a fait Schwimmer dans ces derniers temps, puisque, en toutes circonstances, il ne peut être question que d'un rapport quantitatif, de la prédominance d'une fonction sur l'autre, mais jamais de la coexistence des deux fonctions.

Examinons maintenant le rôle que les fibres trophiques, qui suivent le même trajet que les nerfs cérébraux-médullaires, soit dans leur intérieur, soit à côté d'eux (et qui, je le répète, n'ont pu jusqu'à présent être isolées anatomiquement), jouent par rapport aux maladies de la peau. C'est un fait connu depuis longtemps déjà — je rappellerai l'hémiatrophie faciale progressive (trophonévrose faciale) décrite par Romberg et tout naturellement l'herpès zoster — qu'une irritation sur un point quelconque d'un rameau nerveux sensitif peut toujours avoir pour conséquence des troubles trophiques dans la sphère innervée par ce nerf. Une semblable irritation qui se produit sur la surface cutanée, par conséquent au point périphérique le plus éloigné, et qui affecte directement le rameau périphérique des nerfs sensitifs de la peau, peut tout aussi bien amener une dermatite, comme d'autre part une irritation s'exerçant sur un tronc nerveux sensitif peut se transmettre non seulement d'une manière centripète mais aussi d'une façon centrifuge (voyez les expériences de sections nerveuses, par exemple, de l'hypoglosse et du lingual, avec rétablissement de la transmission, Vulpian, *Phys. du système nerveux*, et peut déterminer sur le tégument externe des troubles trophiques.

Le développement de troubles trophiques sur la peau par l'intermédiaire des rameaux nerveux est en tout cas un fait hors de contestation, quelle que soit la manière dont on veuille l'expliquer, qu'on le regarde comme l'effet direct d'une irritation ou comme un phénomène réflexe. Différentes maladies ont fourni des preuves anatomo-pathologiques de cette assertion.

Nous avons déjà cité ci-dessus des exemples de ce genre dans l'hémiatrophie faciale de Romberg, dans l'herpès zoster et dans les formes traumatiques de la glossy skin (peau brillante) des chirurgiens américains; nous ajouterons encore d'autres exemples : les lésions trouvées dans la lèpre par Danielssen et Bœck (sclérose de la moelle, méningite spinale, atrophie médullaire), en outre par Tschirjew (prolifération cellulaire dans le segment cervical du canal central et atrophie des cellules des cornes postérieures de la moelle), Neumann (dégénérescence colloïde de la substance grise) (1), Steudener (ramollissement de la substance grise des cornes postérieures), Langhans (même ramollissement des colonnes de Klarke), Rosenthal (poliomyélite postérieure chronique). Babesiu a récemment démontré dans deux cas de pemphigus observés par

____

(1) Hoggan croit que les globes colloïdes de Neumann ne sont que des sections de glandes sudoripares et de leurs canaux excréteurs (Trans. of the pathol. soc., 1879).

Schwimmer une sclérose des racines postérieures et des cordons de Gall et de l'atrophie dans la corne antérieure; dans ces cas certainement, comme ceci sera indiqué plus tard, il faut considérer la maladie nerveuse comme primaire, provoquée par le traumatisme, et le pemphigus comme une affection consécutive. Enfin je citerai encore ici deux espèces de maladies, qui sont souvent signalées dans les ouvrages de dermatologie ; elles ont un caractère atrophique ou nécrotique ; ce sont le mal perforant du pied et la gangrène symétrique de Reynaud que quelques auteurs ont considérés comme étant de nature trophonerveuse. Toutefois, on n'a pas encore suffisamment étudié le rapport de l'affection vasculaire qui, dans ces cas, est évidente avec l'arrêt complet de la circulation par les parties malades qui se produit peu à peu, pour pouvoir dire d'une manière définitive si une affection primaire nerveuse ou une autre tenant à la circulation joue le rôle principal.

Aux lésions pathologiques que je viens d'indiquer ici il faut ajouter encore les expériences pathologiques que l'on a faites dans le but d'établir si des lésions expérimentales du système nerveux central ont pour conséquence des troubles trophiques de la peau. Les recherches faites dans ce sens par Charcot et Brown-Séquard ont donné des résultats négatifs ou tout au plus ont démontré que les affections de la peau qui surviennent après la destruction de la moelle ne sont produites que par l'anesthésie et la paralysie des animaux et par l'incapacité qui en résulte pour eux d'écarter ces influences nocives. Charcot est arrivé à d'autres résultats ; chaque fois qu'une inflammation survenait après une lésion de la moelle, il se produisait régulièrement des troubles trophiques avec terminaison par gangrène de la peau (Mougeot).

Dans ces derniers temps, Babesiu et Irsai ont institué des expériences directes sur les animaux, et, chez trois chiens, ils ont provoqué par une lésion d'un seul côté de la moelle (au moyen d'une injection d'huile de moutarde ou d'un instrument tranchant) une éruption vésiculeuse et une atrophie de la peau du même côté, toutefois seulement au bout de quelques jours, par conséquent — comme le croient les expérimentateurs dans le sens de Charcot — après l'apparition d'une myélite qui disparut de nouveau quelques jours plus tard.

Dans les lésions de la moelle on ne remarquait de sclérose que six à dix semaines après l'opération, mais en même temps (comme dans les résultats pathologiques observés par Jarisch et que nous indiquerons plus loin) des excavations dans la corne antérieure au-dessus de la lésion, qui, suivant l'auteur, n'ont pas été produites par voie de suppuration mais par la chute du parenchyme comprimé ; enfin les tubes nerveux présentaient une atrophie des cylindres axes et du névrilemme.

Or, à ces faits se sont ajoutées dans ces derniers temps d'autres descriptions qui tendent à expliquer d'une tout autre manière encore les rapports des maladies de la peau avec le système nerveux. Elles ne prennent pas pour base la constatation de processus nerveux bien établis au point de vue du diagnostic et caractérisés par des symptômes nerveux tranchés, pour établir ainsi que certaines affections de la peau qui surviennent dans ces cas dépendent du système nerveux ; les expérimentateurs suivent au contraire une voie opposée; ils cherchent à démontrer pour quelques dermatoses dans lesquelles cliniquement il ne se produit pas de symptômes d'affection nerveuse, que, même dans ces cas, il doit y avoir des altérations nerveuses anatomiques et qu'il faut regarder les dites altérations comme étant le point de départ de ces dermatoses. La démonstration est faite deux fois puisqu'elle s'étend soit au système nerveux central, soit aux ramifications nerveuses périphériques dans la peau.

Je fais abstraction ici des déductions théoriques de quelques auteurs et je m'en réfère pour le premier point au travail important de Jarisch sur la coïncidence des maladies de la peau et de l'axe gris de la moelle.

Voici en peu de mots le cas qu'il relate :

Une femme de soixante et un ans, qui avait eu, cinq ans auparavant, une éruption bulleuse avec prurit, fut admise pour une éruption de papules, de vésicules et de bulles qui avait envahi la face, le dos, les membres supérieurs, tandis qu'il n'y avait que des bulles à la plante des pieds et quelques vésicules sur l'abdomen. Puis survinrent des eschares au sacrum et une pneumonie, qui entraînèrent la mort de la malade. A l'autopsie, on trouva une néphrite interstitielle; on constata des altérations médullaires depuis la troisième vertèbre cervicale jusqu'à la huitième dorsale, de grosses granulations et une désagrégation des cellules ganglionnaires, et une sclérose de la substance grise.

De ce fait il résulte clairement :

(a) Qu'il s'agissait d'une lésion (inflammation, d'après Stricker et Jarisch) de la substance grise de la moelle, de la troisième vertèbre cervicale à la huitième vertèbre dorsale, précisément là où se trouvent, suivant Charcot, les centres trophiques de la peau ;

(*b*) Que l'affection de la peau occupait une étendue correspondant complètement à cette localisation ;

(*c*) Que les eschares qui existaient en même temps au sacrum et à la plante des pieds constituaient une maladie de la peau que les neuropathologistes ont bien caractérisée comme l'expression d'une affection de la moelle. Il ne s'agit pas, dans ce cas, d'une simple coïncidence, comme Jarisch l'a dit avec une grande réserve, mais bien positivement d'un rapport de cause à effet entre la lésion de la moelle épinière et la maladie de la peau, et le diagnostic clinique ne serait pas herpès iris, d'après la théorie de Hebra sur cette maladie (correspondant à notre érythanthème essentiel), diagnostic que l'auteur n'a probablement lui-même pas fait, mais bien érythanthème nerveux dans le sens des affections secondaires de la peau décrites ci-dessus, et que Jarisch a parfaitement indiqué.

Jarisch a, de plus, examiné sept cas de syphilis héréditaire et acquise, un cas de psoriasis et un cas de lupus érythémateux.

Il trouva chez deux enfants atteints de syphilis héréditaire (papules autour de l'anus), qui succombèrent après quelques semaines à une atrophie généralisée, une atrophie des cellules ganglionnaires de la moelle et une tuméfaction de la substance fondamentale, ainsi que des foyers circonscrits dans la commissure et les cornes antérieures, que l'auteur n'ose pas désigner sûrement comme inflammatoires ; dans deux autres cas, dont l'interprétation paraît douteuse à Jarisch lui-même (masses friables autour des vaisseaux, hyperhémie de la substance grise ?) ; puis un cas de syphilis acquise avec divers symptômes secondaires mais sans syphilis quelconque du cerveau ou de la moelle, chez un malade de soixante ans, qui succomba à la maladie de Bright et à une pneumonie. L'autopsie révéla une hyperhémie de la substance grise, des hémorrhagies dans la partie inférieure de la moelle dorsale et de l'œdème de la substance grise et des éléments nerveux. Le second cas de syphilis acquise, syphilis cérébrale évidente (accidents maniaques), présentait des lésions semblables et, de plus, une atrophie des cellules ganglionnaires ; le troisième, avec le diagnostic de syphilis probable, mais phénomènes cérébraux (avec œdème, par suite de maladie de Bright), n'offrait qu'une sclérose de la substance grise de la moelle, dont la signification se rapprochait plus de la sénilité ou de l'atrophie que de l'inflammation.

L'examen de deux cas de psoriasis et de lupus érythémateux (ces malades ne présentèrent pas, pendant la vie, de phénomènes médullaires), révéla soit de la sclérose, soit de l'inflammation (?) de l'axe gris dans le premier cas et des foyers vitreux dans les parties centrales et latérales des cornes antérieures, lesquels étaient déjà visibles microscopiquement.

Les lésions indiquées ci-dessus ne permettent que dans quelques-uns des cas décrits d'admettre l'existence d'un processus morbide provoqué par la syphilis, processus que l'on peut désigner comme une modification inflammatoire des tissus. Nous croyons qu'il ne faut y ajouter, outre le cas certain d'herpès iris, que le premier et le deuxième cas de syphilis héréditaire. Mais le premier et le troisième malade étaient atteints de syphilis acquise et succombèrent avec des symptômes caractéristiques de maladie de Bright, le deuxième présenta des phénomènes cliniques de syphilis cérébrale typique; on en trouve de nombreux exemples dans la littérature médicale.

Quant au psoriasis et au lupus érythémateux, les conclusions qu'on a tirées de la dernière lésion permettent peut-être une interprétation en faveur d'une origine nerveuse; on ne peut que difficilement porter un jugement sur le psoriasis d'après les courtes données colligées par l'auteur.

Il faut encore tenir compte que les deux malades atteints de syphilis héréditaire succombèrent à une cachexie générale dans l'espace d'un court laps de temps. Or, il n'est peut-être pas tout à fait déraisonnable d'admettre que l'atrophie des cellules ganglionnaires de la moelle, dans ces cas, ait été simplement l'expression de l'état cachectique général, ce qui rendrait douteux son rapport direct avec la syphilis.

Il faut d'ailleurs faire remarquer, et Jarisch lui-même insiste sur ce point, qu'on n'a pas examiné dans ces cas les ganglions intervertébraux et les nerfs périphériques, qui peuvent être le point de départ de lésions cutanées, d'affections médullaires par voie de névrite ascendante.

En outre, différents auteurs admettent que, en dehors de l'inflammation et de la destruction lente de portions très considérables de la moelle et de la substance grise, on ne pouvait observer aucun changement dans les portions de la peau qu'elles innervent. Avant que ce point ne soit tranché d'une manière définitive, on devrait apprécier toutes ces considérations et en établir solidement la portée.

Passons actuellement au deuxième point, c'est-à-dire aux observations qui ont pour but de démontrer les altérations périphériques des nerfs de la peau dans certaines dermatoses.

Il faut d'abord mentionner les travaux de Leloir et Déjerine.

Voici les lésions trouvées par ces auteurs :

(*a*) Dans le vitiligo, qui surviendrait fréquemment chez les aliénés et les tabétiques (?), une névrite parenchymateuse, la disparition des cylindres axes, le gonflement partiel de la gaine de Schwann contenant une masse jaunâtre produite par des gouttes de myéline sur quelques fibres, sur d'autres une disparition déjà complète de la myéline et des cylindres axes, par conséquent, l'atrophie des nerfs.

(*b*) Dans deux cas d'ichtyose, Leloir constata le même état. Cependant il s'agissait évidemment ici de l'atrophie de la peau, d'une cachexie de cet organe avec formation de bulles (pemphigus) chez des sujets cachectiques et seulement d'une complication accidentelle d'ichtyose congénitale.

(*c*) Dans deux cas d'ecthyma, Leloir trouva une dégénérescence des ramifications nerveuses périphériques, dans le premier cas, même dans les racines postérieures. Mais dans ces deux cas on pouvait cliniquement constater une affection de la moelle (paralysie générale, hémiplégie du côté droit) ; il faut donc les considérer simplement comme des cas de cette dernière affection avec troubles cutanés trophiques (accidentels ou secondaires).

(*d*) Dans le pemphigus chronique d'un sujet cachec-

tique, le même auteur a observé une dégénérescence nerveuse (?) dans la sphère des bulles; ce qu'il faut interpréter simplement comme une cachexie de la peau et peut-
être aussi des terminaisons nerveuses qui y étaient
enclavées.

(e) Dans plusieurs cas de gangrène aiguë de la peau
et de lèpre, Leloir a vu la moelle saine, mais il y avait
une névrite parenchymateuse et interstitielle des rameaux
périphériques.

Nous ajouterons aux faits précédents un cas de Schwimmer, examiné par Babesiu.

Ce malade était atteint de néphrite interstitielle et de
sclérose du cerveau, la peau était atrophiée dans toutes ses
parties constituantes, le tissu dermique transformé en un
feutrage de fibres élastiques et les nerfs entourés de granulations et de gouttelettes de graisse, leurs gaines épaissies,
les fibres de myéline en partie remplacées par des traînées de tissu conjonctif.

Il s'agissait évidemment ici, comme dans quelques-uns
des cas de Leloir, d'une atrophie de la peau et en même
temps de ses nerfs périphériques — type très net des
lésions des nerfs cutanés périphériques de quelques auteurs dans d'autres dermatoses. Car, de même que dans
ce cas, les lésions indiquées ci-dessus par Leloir sont
plutôt des preuves de la nature secondaire que de la
nature primaire des affections de la peau, ce qui a été nié
par cet auteur pour des motifs faciles à comprendre.

Enfin rappelons encore que dans toutes ces recherches
on est parti de l'hypothèse qu'il est impossible de montrer
des fibres nerveuses atrophiques altérées dans la peau et

dans les racines spinales, quand la peau est saine. Mais à cette assertion de Leloir il faut opposer celle plus importante de S. Mayer qui a récemment démontré directement, chez les vertébrés, ainsi que chez l'homme, une disparition graduelle des diverses fibres nerveuses comme type général de croissance.

Si nous résumons actuellement tout ce qui précède, nous arriverons aux conclusions suivantes :

1° Des affections primaires du cerveau ou de la moelle occasionnent souvent, on le sait, des troubles trophiques de la peau qui présentent d'ordinaire le caractère inflammatoire et se terminent par atrophie ou désagrégation ; elles peuvent également modifier des processus pathologiques préexistants de la peau.

2° A la suite de lésions expérimentales de la moelle on voit survenir sur la peau, dans des cas favorables, des phénomènes identiques ; il faut toutefois, paraît-il, que les parties du système nerveux soient enflammées.

3° Les lésions primitives des ganglions spinaux ont pour conséquence, comme cela a été démontré d'une manière évidente, des affections trophiques de la peau (zoster, etc...) ou bien elles modifient les affections cutanées préexistantes.

4° Il en est de même de la névrite des nerfs périphériques, dans laquelle on a observé une marche progressive du processus inflammatoire vers la périphérie jusqu'à la peau, avec troubles trophiques de l'enveloppe cutanée.

Les traumatismes survenus sur le trajet de troncs nerveux prouvent également que, dans ces cas, les plaies accompagnées de l'irritation ou de l'inflammation des troncs nerveux périphériques sont les seules qui aient pour conséquence des troubles de nutrition de la peau, l'érythantème nerveux avec atrophie finale, glossy skin, etc...

5° L'examen anatomique du système nerveux central dans les différentes maladies de la peau, dans lesquelles il ne survenait pas de symptômes cliniques d'une affection nerveuse des centres, a donné jusqu'à présent soit des résultats négatifs, soit des résultats positifs ; aussi l'hypothèse d'une affection nerveuse centrale primitive ne paraît-elle pas fondée jusqu'à nouvel ordre.

6° L'étude anatomique des ramifications nerveuses périphériques dans des parties malades de la peau n'a pu démontrer qu'il s'agissait d'affections primitives des nerfs qui tiendraient sous leur dépendance les lésions cutanées qu'il faudrait alors considérer comme des trophonévroses.

Qu'il nous soit permis d'ajouter encore à ces faits d'observation notre opinion sur le rôle que les différents dermatologistes ont assigné au système nerveux relativement aux maladies de la peau. Nous avons déjà dit qu'on a fait valoir des arguments en apparence importants pour justifier ce rapport de cause à effet, mais si on les examine attentivement on se rend compte qu'ils sont spécieux. On a tiré de la disposition des efflorescences qui, dans bon nombre de maladies de la peau, suivraient en apparence le trajet des nerfs, un argument que l'on met toujours en avant, ainsi que l'ont fait, dans ces derniers temps, Testut, Leloir et Schwimmer ; mais nous avons pu le ramener ci-dessus à sa juste valeur en nous appuyant sur les recherches et les descriptions de Langer, d'Oscar Simon, etc...

La symétrie qu'on a donnée comme preuve, la soi-disant fréquence de névralgies, de lésions viscérales douloureuses, de l'épilepsie, de la migraine, etc... dans les dermatoses (Rendu), l'absence d'éruption, dans les exanthèmes aigus, sur la peau des parties paralysées (Janin, Chevalier, Bouilly et Mathieu), etc... n'ont pas plus de valeur que les arguments précédents.

Que reste-t-il donc de l'édifice étiologique que l'on a fondé sur le système nerveux ? à vrai dire, très peu de chose, l'unique fait que des troubles fonctionnels et des affections du système nerveux peuvent aussi déterminer sur la peau des troubles fonctionnels et des affections secondaires. Mais les faits ne correspondent pas toujours au raisonnement des pathologistes. On a apporté à l'appui de la nature nerveuse des dermatoses des faits cliniques nombreux, mal triés et interprétés d'une manière inexacte, sans préciser ni de quels nerfs, ni de quelles dermatoses il s'agissait. Depuis le nœvus congénital jusqu'à l'eczéma, on ne trouve plus aucune dermatose que l'on n'ait attribuée — c'est précisément la mode — à une innervation défectueuse (faulty innervation), et que l'on ne devrait considérer, pour des raisons plus ou moins ingénieuses comme une trophonévrose ou une trophopathie, ainsi que le veut Schwimmer. Cette proposition catégorique, qui était restée jusqu'à présent limitée au laboratoire du physiologiste, a, dans ces dernières années, commencé à occuper vivement les pathologistes, et, comme depuis Eulenburg et Landois, on a considéré et décrit pendant longtemps toutes les maladies de la peau comme des angionévroses, de même aujourd'hui on classe la plupart d'entre elles parmi les trophonévroses. Mais cette dénomination ne peut se justifier, qu'appliquée à des troubles trophiques secondaires de la peau, consécutifs à des affections nerveuses ; c'est dans ce sens qu'on l'employait autrefois.

Mais si l'on commence maintenant à désigner comme trophonévroses toutes les maladies de la peau : érythèmes, eczéma, prurigo, lichen, herpès, miliaire, pemphigus, purpura, nœvi, acné rosée, elephantiasis des Arabes, sclérème, lèpre, ichtyose, atrophie de la peau, myxœdème, névromes, anomalies de pigment et anomalies de développement des annexes de la peau, et si en outre, laissant de côté la logique pour motiver la classification, on essaye d'introduire les trophonévroses du derme, du tissu conjonctif sous-cutané, les trophopathies constitutionnelles, les néoplasmes trophonerveux, les anomalies pigmentaires et les trophonévroses des annexes de la peau (Schwimmer) dans un système solidement construit : alors il faut que les dermatologistes sans parti pris, et qui s'appuient sur l'observation pure et simple de la nature, opposent un véto énergique à ces prétentions. Si toute maladie de la peau est de prime abord une maladie nerveuse, tantôt parce qu'on a décrit la distribution des efflorescences d'après les rameaux nerveux, tantôt parce qu'elle était accompagnée de névralgies, tantôt parce qu'on a trouvé une sclérose circonscrite de la moelle précisément dans la sphère des centres dits trophiques de la peau, centres trophiques dont l'existence est loin d'être démontrée : on est alors autorisé, en se plaçant au point de vue du pathologiste, à se demander pourquoi les affections dés muqueuses, des séreuses et finalement de tous les autres organes doivent être jugées avec une autre mesure que celles du tégument externe, qui est cependant soumis aux mêmes lois générales de nutrition et de développement. Un anévrisme est-il encore une maladie des vaisseaux lorsqu'il provoque les plus violentes névralgies par suite de la pression qu'il exerce sur un nerf, ou bien commence-t-il alors à se transformer en une affection nerveuse? La lèpre est-elle une maladie nerveuse, malgré sa cause parasitaire probable, si dans quelques cas, comme cela est assez souvent arrivé, on a constaté la présence de lésions nerveuses? Faut-il décrire comme une affection nerveuse la maladie de Bright, dans laquelle on rencontre fréquemment des lésions des organes nerveux, par exemple, du nerf optique? Et enfin le système nerveux n'est-il pas simplement un des nombreux facteurs sur lesquels s'appuie le processus vital, égal en valeur aux autres facteurs, mais qui ne leur est nullement supérieur en importance? Il fut un temps où l'on expliquait le processus de l'inflammation de telle sorte que l'influence nerveuse primait tout; il n'en est plus ainsi; on a restitué aux parenchymes, puis aux vaisseaux et au sang la place qui leur appartenait, — doit-il en être autrement pour la peau et pour la peau seule, et les nerfs joueraient-ils précisément ici un rôle étiologique en dehors duquel il n'y aurait point de salut? Enfin, n'y a-t-il pas lieu de considérer que des influences morbides peuvent agir simultanément sur divers appareils de l'organisme, que les phénomènes nerveux dans la lèpre, par exemple, peuvent et doivent être expliqués par une action simultanée des parasites qui circulent dans le sang, action qui s'exercerait non seulement sur la peau, mais aussi sur d'autres organes, et en premier lieu sur les nerfs ; dans les cachexies, il n'y a pas seulement atrophie de la peau et des éléments nerveux, mais encore atrophie de tous les organes? Pourquoi les dermatologistes les plus modernes se placent-ils si rarement à ce point de vue? Bornons-nous donc à enregistrer simplement les faits qu'on allègue pour motiver l'origine nerveuse des maladies de la peau, tels qu'ils sont et tels qu'ils resteront probablement — les recherches exactes ultérieures loin de les infirmer les confirmeront plutôt — et résumons en peu de mots les rapports des maladies de la peau avec le système nerveux :

Il ne faut séparer des inflammations simples et des angionévroses de la peau que les dermatoses qui révèlent leur origine nerveuse par des symptômes cliniques, pouvant se démontrer anatomiquement (névrite centrale ou périphérique) ; mais, par suite de la confusion d'idées qui règne actuellement, on ne doit pas les désigner comme des trophonévroses, mais bien plutôt comme des dermatoses nerveuses.

Enfin la dernière question que nous ayons à résoudre relativement à l'étiologie des maladies de la peau est celle de leur origine parasitaire. On a depuis longtemps reconnu, comme cause de plusieurs maladies de la peau, des organismes animaux et végétaux, et on a décrit avec soin leur mode d'action sur la peau.

Mais de nouvelles recherches ont en outre démontré que certaines dermatoses, auxquelles on avait déjà attribué une origine analogue, étaient produites directement par la présence et le développement de microorganismes dans l'économie.

C'est ainsi qu'on a signalé la présence de **micrococcus** et de bactéries dans les maladies infectieuses aiguës, liées à des affections de la peau : rougeole, scarlatine, rubéole, variole et vaccine, érysipèle, diphthérie de la peau, pustules d'empoisonnement cadavérique, furoncles (anthrax), pustule maligne, morve, peste avec bubons, typhus, choléra, pied de Madura, morsures de serpents, piqûres de scorpions, d'araignées.

En outre, dans les maladies infectieuses chroniques : syphilis, tuberculose, lupus, lèpre.

Je n'ai pas pour mission de pénétrer ici plus à fond dans l'étude de ces questions, je me bornerai à indiquer le point de vue auquel, suivant moi, la pathologie générale de la peau doit se placer par rapport à ces nouvelles données.

Il faut tout d'abord établir solidement deux propositions fondamentales :

1° De ce que, dans une maladie de la peau, on trouve des microorganismes dans des lambeaux de peau, on n'est pas autorisé à la regarder comme une maladie engendrée par ces microorganismes.

Pour qu'il en soit ainsi, il faut :

(*a*) Que les parasites soient nettement caractérisés et, autant que possible, bien spécialisés ;

(*b*) Que leur apparition dans la peau soit constante ;

(*c*) Qu'on ait prouvé qu'il ne s'agit pas de dépôts provenant de l'extérieur, lesquels, même si on les trouve constamment, doivent être considérés comme des dépôts accidentels, c'est-à-dire comme des agents qui ne sont pas en connexion étiologique avec l'essence de la maladie.

Mais pour que l'on soit autorisé à regarder une telle affection, même si toutes les conditions ci-dessus sont remplies, comme une maladie infectieuse, il faut démontrer la présence des parasites qui la caractérisent dans d'autres organes que la peau, et même aussi dans le sang.

Une fois ces conditions préliminaires remplies, il est permis d'admettre l'hypothèse d'une maladie infectieuse, même sans que les inoculations sur d'autres organismes donnent des résultats positifs, parce qu'elles dépendent quelquefois de conditions purement techniques, que l'on ne connaît pas toujours d'avance ou que l'on est dans l'impossibilité de remplir, ce qui ne veut pas dire qu'on ne puisse y parvenir plus tard.

Avec ces réserves, la pathologie générale de la peau peut, en les regardant comme des maladies infectieuses, aborder la recherche des causes de la plupart des maladies indiquées précédemment ; cependant il ne saurait y avoir rien de définitif avant que des recherches ultérieures, faites dans ce sens, n'aient apporté de nouveaux éléments. Même si la question étiologique est résolue positivement dans le sens de l'infection, la classification systématique de ces maladies dépendra encore d'une autre considération. En établissant cette cause de la maladie a-t-on du même coup découvert sa nature ? Celle-ci est-elle caractérisée plus nettement par les parasites que par d'autres éléments nosologiques, comme, par exemple, par les granulomes qui constituent encore, dans la majeure partie des maladies infectieuses chroniques, la caractéristique anatomique et clinique ? Un

fait certain c'est que dans le groupe des maladies infectieuses il faudrait admettre des formes nosologiques très
disparates, c'est-à-dire et avant tout les exanthèmes aigus,
puis les affections dues à la malaria, ensuite les granulomes.
Ce qui est commun à toutes ces affections, c'est un micro-
zoone infectieux qui se reproduit et circule dans l'organisme ; et cependant le pathologiste doit protester et pro-
testera contre la réunion en un groupe nosologique unique
de maladies comme la scarlatine, la fièvre intermittente,
la syphilis et la lèpre, parce que les lésions et les symptômes cliniques de ces maladies ne présentent pas entre eux,
malgré leur parenté pathogénique, d'analogies suffisantes.
De plus, on ne peut démontrer cliniquement l'homogénéité de ces formes que sous un seul rapport : et —fut-il
d'importance capitale — la démonstration ne pourrait se
baser ni sous tous les rapports ni sur la plupart des caractères qui établissent la nature et l'individualité d'une maladie au point de vue pathologique.

IV. — GÉNÉRALITÉS SUR LE DIAGNOSTIC, LA MARCHE, LE PRONOSTIC DES MALADIES DE LA PEAU

Le diagnostic des maladies de la peau est, pour les
commençants, un des points les plus difficiles, car ils sont
toujours exposés au danger de négliger, par suite de la
multiplicité des détails qu'offre la peau malade, l'ensemble
du processus nosologique. La manière dont on a décrit la
symptomatologie des maladies de la peau et de ses lésions
fondamentales en est en grande partie la cause ; ce chaos

est le résultat d'une classification embrouillée et d'une
nomenclature sénile à laquelle on s'était cramponné avec
l'obstination de la vieillesse. On a traité de la manière
la plus défectueuse précisément les processus les plus
fréquents et les plus simples. Quand un individu à teint
délicat et clair expose pendant quelque temps la peau de
son bras au soleil, il peut survenir une rougeur générale
du tégument externe, avec gonflement des glandes et des
conduits excréteurs des follicules pileux ; en quelques
points, l'irritation peut être si intense qu'il se produit
une infiltration œdémateuse et même inflammatoire, des
vésicules et des érosions, etc... Déjà, dans le cas où le processus s'arrête au premier degré, on peut faire des diagnostics très différents ; il sera possible, d'après les nomenclatures employées jusqu'à présent, de choisir les dénominations
suivantes : érythème simple, calorique, érythème papuleux
(quand il y a de l'œdème), lichen simple, lichen ortié
(avec prurit violent) ; mais si le processus est un peu plus
prononcé, il pourr a en outre être question d'eczéma aigu,
vésiculeux — eczéma solaire (Willan), eczéma papuleux —
de lichen agrius (Willan), d'eczéma. lichénoïde (Devergie),
de teigne granulée (Alibert).

Je n'ai pas cherché laborieusement, comme on pourrait le
croire, tous ces diagnostics dans de vieux livres : ils sont
tous d'un usage courant. Qu'on se figure maintenant que
l'agent irritant ne soit pas aussi énergique que la chaleur
du soleil, mais que ce soit une irritation dont l'origine ne
puisse se déterminer d'une manière exacte, qu'elle ait agi
depuis longtemps et que son effet soit considéré comme
subaigu ou chronique ; qu'en outre, il s'ajoute à tout cela

des complications dues à un état anormal de l'organisme ; dans ces conditions le nombre des diagnostics possibles et usités, pour une inflammation simple de la peau par irritation extérieure, deviendrait tellement considérable qu'il faudrait renoncer, par manque d'espace, à les énumérer.

Pour avoir le droit de demander aux élèves un diagnostic exact il faudrait en premier lieu éviter de leur enseigner tous les diagnostics connus, et les professeurs rendraient un grand service à la dermatologie s'ils pouvaient tomber d'accord sur des définitions simples, précises et logiques pour la nomenclature et la classification des maladies de la peau. Ceci établi, on peut dire aux élèves : 1° Il faut toujours interroger le malade avant tout examen et n'accepter ses dires qu'avec la plus grande réserve, ce qui ne signifie pas, du reste, que l'on doive les négliger complètement. Il faut tout particulièrement mettre à profit les renseignements concernant l'état général et les maladies antérieures des organes autres que la peau.

2° Outre l'étude des lésions objectives, il faut examiner autant que possible tout le tégument complètement nu, alors même que le malade affirme qu'il ne présente aucune autre lésion.

3° La peau peut être en état de congestion active et passive, sans que ce soit directement un symptôme de maladie. Une hyperhémie active est souvent produite par le seul fait d'enlever ses vêtements et l'abaissement de température qui en résulte ; en outre, la peau de certains individus est si impressionnable que presque chaque irritation, même le simple contact d'un corps étranger, etc., provoque des contractions et des dilatations brusques et irrégulières des vaisseaux de ce tissu (districts de contraction et de paralysie) qui se traduisent par des taches rouges ou pâles, souvent aussi par de l'œdème aigu (saillie des taches au-dessus du niveau de la peau, formation de plaques ortiées). Il faut toujours tenir compte de ces circonstances pour le diagnostic.

4° On doit tout particulièrement constater, à l'aide de la vue et du toucher, si les modifications de coloration sont produites par de la congestion (dont la teinte rouge disparaît par la pression, quand les taches sont récentes), ou par une infiltration séreuse (dans ce cas aussi on peut faire disparaître par la pression, du moins en partie, la rougeur et la saillie au-dessus du niveau de la peau) ou par une infiltration cellulaire (cas dans lesquels la coloration et l'élévation au-dessus de la peau ne cèdent pas à la pression) ; si elles sont occasionnées par le sérum du sang, par sa matière colorante ou par le sang en substance, enfin par l'augmentation ou la diminution du pigment.

5° Ce ne sont pas les anthèmes isolés, mais leur rapports réciproques comme synanthèmes et exanthèmes, leur distribution et en tout premier lieu l'évolution de quelques anthèmes ou de tous, enfin leur connexion avec l'organisme qui représentent la somme des caractères objectifs sur lesquels on doit baser le diagnostic. Il faut principalement insister sur l'examen, autant que cela est possible, des portions de la muqueuse rapprochées de la peau, et des autres membranes pourvues d'épithélium ; on doit toujours essayer de considérer à un point de vue commun, tant pour la pathogénèse que pour le diagnostic, les affections éventuelles des muqueuses qui pourraient apparaître en même temps que des affections de la peau.

Règle générale : on ne peut faire un diagnostic rapide que si l'on a une grande expérience et un coup d'œil sûr, et, même dans ces conditions, on risque de se tromper. Pour les cas qui ne rentrent pas directement dans le cadre habituel, il faut ajourner le diagnostic et ne pas craindre d'être taxé de n'avoir qu'une connaissance insuffisante de la dermatologie.

6° Les symptômes subjectifs sont très importants, en tant que les renseignements qui s'y rapportent sont en harmonie avec les lésions objectives et la marche de la maladie. Sous ce rapport, la sensation de démangeaison, en particulier, joue un rôle important et pathologiquement intéressant. Même l'absence de prurit dans certains anthèmes, par exemple, dans les anthèmes syphilitiques, alors que des anthèmes tout à fait analogues et non syphiliques sont caractérisés par un violent prurit, peut souvent avoir une très grande importante pour établir le diagnostic.

Quant à la marche et au pronostic des maladies de la peau, je m'abstiens de faire ici des remarques générales ; elles sont du ressort de la pathologie spéciale ou seraient inutiles, car il ne saurait être question d'émettre dans ces cas des propositions générales. Le décours des maladies de la peau, le mode suivant lequel les anthèmes se transforment en synanthèmes et en exanthèmes est tout aussi variable que les formes complètes des dermatoses ; enfin, une série d'évolutions variables se révèle dans leur passage de l'état aigu à l'état chronique, ou dans leur régression définitive ainsi que dans les résidus qu'elles laissent après elles (telles que la pigmentation et les cicatrices).

Enfin le pronostic des maladies de la peau, en général plus favorable que celui des affections des autres systèmes de l'organisme, se rattache de la manière la plus étroite au diagnostic, à la marche et au traitement. L'histoire de la dermatologie a pu, avec le perfectionnement continu des méthodes de traitement, spécialement en ce qui concerne quelques groupes de maladies, réaliser bon nombre de progrès essentiels.

V. — CLASSIFICATION DES MALADIES DE LA PEAU.
HISTORIQUE

Passons actuellement à l'exposé d'une question dont les auteurs ont compris l'importance et la signification d'une manière très différente, — à la classification, à la systématisation des maladies de la peau. Tout d'abord, ma conviction intime est que l'établissement d'une classification des maladies de la peau n'est pas simplement une satisfaction donnée aux besoins de classifier, utile pour l'enseignement ou pour la pratique. Un cerveau bien organisé ne peut pas, suivant moi, faire autrement que de rapprocher les objets qu'il considère et qu'il examine scientifiquement, de chercher à faire ressortir leurs ressemblances et leurs différences, de formuler pour eux des définitions précises, de les grouper et d'exposer ainsi intentionnellement ou involontairement leur systématisation. Toutes les protestations de ceux qui ne comprennent pas cette nécessité ne prouvent absolument que leur absence de besoins intellectuels et la part modeste qu'ils sont habitués à faire à la science quand il s'agit de la pratique. Cette manière d'apprécier les classifications et les systèmes mérite peu de considération. Cependant il est un autre argument qui exige une réponse, c'est celui qu'on met en avant pour défendre l'exposé d'un simple aperçu synoptique et vague des maladies au lieu d'un système rigoureux et précis dans tous ses détails ; cet argument indique qu'on en est actuellement arrivé à une phase si critique pour beaucoup de nos théories pathologiques, qu'il faut renvoyer l'établissement de nouveaux systèmes nosologiques à une époque où la lumière complète sera faite sur toutes ces questions.

En dermatologie, cet argument vise les microorganismes et leur importance nos logique dans beaucoup de dermatoses, puis les rapports ntre le système nerveux et les troubles trophiques de l.. peau. Je le tiens pour aussi peu justifié que nuisible. Peu justifié, parce qu'il faut espérer qu'il ne se produira jamais un temps d'arrêt dans les recherches scientifiques et que, pour la dermatologie aussi, la révolution permanente et l'avènement continu de nouvelles questions importantes ne cesseront jamais ; nuisible, parce que les résultats pratiques dans notre spécialité, comme dans toute autre spécialité clinique, marcheront de pair avec la netteté et la précision du diagnostic ; enfin parce que le diagnostic n'est autre chose que l'application détaillée de l'ensemble des connaissances systématiques à chaque forme morbide en particulier.

En partant de ce point de vue, le pathologiste ne doit jamais permettre un temps d'arrêt dans les efforts de la systématisation ; mais toute classification des maladies de la peau doit être originairement constituée de telle façon qu'il soit possible d'enregistrer des connaissances de détail nouvellement acquises sans désorganiser le cadre général, et avant que ce cadre lui-même ne soit vermoulu, c'est-à-dire avant que la théorie générale sur les questions de principe ait été changée. Dans l'histoire des maladies de la peau, cette transformation s'est produite plusieurs fois.

D'Hippocrate à Lorry, dans le xviiie siècle, la classification des maladies de la peau en maladies idiopathiques et symptomatiques, est restée la règle ; on voit immédiatement à quel point cette classification a été l'expression des idées de pathologie générale qui régnaient à cette époque, à quel point par conséquent elle était justifiée.

Puis vint la période de l'histoire naturelle, comme je voudrais la désigner, celle de Plenk et de Willan, à l'époque où Linné survint comme réformateur de l'histoire naturelle ; il est intéressant d'observer l'analogie entre le système artificiel de Linné et le système non moins artificiel, fondé sur les efflorescences, de Plenk, de Willan et de leurs successeurs, Bateman, Biett, Cazenave, et celle entre les systèmes naturels de de Jussieu et de Candolle, dans l'histoire naturelle, et les systèmes non moins naturels auxquels Alibert, Fuchs, etc., donnèrent droit de cité dans la dermatologie comme dans la médecine en général.

Les systèmes artificiels cités ci-dessus, surtout celui de Willan (1798), ont été, en effet, d'une grande utilité, car c'est grâce à eux que l'on a étudié les lésions élémentaires de la peau. Ils ne pouvaient pas se maintenir comme systèmes dermatologiques : cela se comprend, quand on considère que Willan et Bateman ont été obligés, par leur principe de classification (1), de grouper au hasard les maladies les plus disparates.

Quant aux systèmes naturels d'Alibert (1810), de Fuchs (1840), etc., ils ont péri tant parce qu'ils étaient incomplets et défectueux qu'en raison des méthodes de recherche anatomopathologique encore insuffisantes à cette époque, de sorte que malgré la justesse de leur idée fondamentale, il n'en est plus question.

Une transformation nouvelle s'est faite dans les notions de pathologie générale, au moment de l'impulsion donnée à la médecine, il y a quarante ans, par Bichat, Cruveilhier, Rokitansky qui inauguraient l'enseignement de l'anatomie pathologique ; cette révolution rejaillit également sur la dermatologie et donna naissance à une classification nouvelle des maladies de la peau. Le système de Hebra date de 1844. Il comprend douze classes dont six sont complètement identiques aux six classes (chapitres) de la classification de Rayer publiée en 1835 ; ce dernier fut incontestablement le plus célèbre des dermatologistes français et pourtant n'est pas apprécié, comme il devrait l'être, à sa juste valeur. Voici la classification de Hebra :

I. Hyperhémies de la peau ; II. Anémies ; III. Maladies de la peau consécutives à des anomalies de l'appareil glandulaire ; IV. Maladies de la peau occasionnées (?) par exsudation ; V. Hémorrhagies ; VI. Hypertrophies ; VII. Atro-

____

(1) Le système de Willan-Bateman comprenait les neuf ordres suivants : 1 papules. II squames. III exanthèmes. IV bulles. V pustules. VI vésicules. VII tubercules. VIII macules. IX excroissances.

phies ; VIII. Néoplasmes bénins ; IX. Néoplasmes malins ;
X. Ulcères cutanés ; XI. Névroses de la peau; XII. Maladies parasitaires de la peau.

Cette classification procède en somme, comme on le voit, de la théorie de Rokitansky, qui date des années 1843 à 1846.

Le prcessus inflammatoire n'est, en réalité, qu'un processus d'exsudation ; l'exsudat est la base pathologique fondamentale de tous les blastèmes, d'où les cellules se forment librement et se remplacent ; aucune exsudation ne se produit sans stase antérieure ; la cellule, l'organisme élémentaire vivant, que l'on considère actuellement comme constituant le corps tout entier et dont les fonctions représentent précisément la vie, n'était alors pour la médecine guère plus qu'une découverte intéressante nouvelle (ce n'est qu'en 1810 que Schwann avait fait paraître son travail fondamental).

A cette époque, qui coïncide avec le commencement des travaux de Rokitansky, la doctrine cellulaire existait à peine, au sens dans lequel nous l'entendons aujourd'hui ; la physiologie et la pathologie du système nerveux étaient à leurs débuts, et l'on n'avait pas encore découvert le rôle des microorganismes en pathologie. Hebra avait à ce moment déjà publié sa classification des maladies de la peau et elle est restée sans changement important jusqu'à ce jour, à part quelques tentatives très timides (Neumann, Bulkley, association dermatologique américaine, etc.) (1).

(1) Kaposi, qui a collaboré à la deuxième édition du traité de He

Cette appréciation générale suffira pour montrer qu'il est impossible scientifiquement de conserver plus longtemps la classification de Hebra.

Mais, de l'étude détaillée du système de Hebra, il ressort en outre clairement que les groupes principaux ou classes n'ont pas été délimités d'une manière naturelle, et que, dans leurs sous-divisions, l'auteur ne s'est pas strictement tenu aux bases de sa classification. Ainsi on a séparé à tort la classe I, les hyperhémies, de la classe IV, les inflammations ; on a décrit la classe II, les anémies, comme une lésion anatomo-pathologique, mais sans indiquer aucun processus morbide ; on a fait la même chose pour la classe VII, les atrophies, et la classe X, les ulcères ; enfin pour la classe III, les anomalies de sécrétion des glandes, on a pris pour base de classification la localisation de la lésion, et pour la classe XI, les maladies parasitaires de la peau (1), le parasitisme. Or, cette classification laisse

bra et qui l'a terminée, s'en tient aujourd'hui encore complètement à la classification de cet auteur. Ce respect immuable des idées de 1844 est peut-être un acte de piété filiale. Il est certain d'autre part qu'il ne suffit pas pour marcher sur les traces du grand clinicien de se mettre en règle avec les connaissances et les progrès de la pathologie depuis près de quarante ans, et, avec les exigences plus précises de la science, au moyen de quelques locutions de pathologie cellulaire et de se borner à dire que toutes les tentatives de réforme faites jusqu'à présent sont insuffisantes.

(I) Il est commode, mais illogique, de réunir dans une seule classe les mycoses et les maladies parasitaires qui sont dues à l'action d'animaux sur la peau (stigmatoses). La punaise de lit n'a absolument rien de commun avec le champignon du favus, si ce n'est que les deux parasites n'ont rien à faire avec la peau en elle-même, mais vivent sur elle. Hebra en séparant avec plus de raison la gale de la xie classe et en la rangeant dans les inflammations n'a fait que rendre plus clair encore le défaut de logique de son système.

de côté la nature de la maladie et, d'autre part, sort complètement du cadre des données choisies pour la systématisation des autres classes (1).

La classification que j'ai publiée récemment (2) essaie du moins de former dans les classes les plus élevées des groupes naturels, c'est-à-dire déterminés par une série de caractères essentiels. Ces groupes (classes) sont au nombre de neuf (3) que je citerai plus loin, en renvoyant à ma classification pour l'indication des motifs sur lesquels je me suis appuyé pour établir les sous-divisions et les individualités morbides. Je me bornerai, ici, à dire encore une fois que j'ai pris pour base unique de ma classification la nature clinique des groupes morbides et des maladies elles-mêmes — en tant qu'elles se présentent comme un tout au regard du pathologiste ; — et quant à certaines conditions pathologiques générales telles que la cause, la localisation, les conditions anatomiques et fonctionnelles, l'étude des symptômes, la marche, la terminaison, je ne les fais figurer au premier plan que lorsqu'elles coïncident avec le fond et la nature même de la classe, du groupe et de la maladie.

---

(1) La troisième classe présente à proprement parler — par rapport à toute la classification — un microcosme dans un macrocosme, car elle réunit dans un plus petit cadre, des inflammations, des troubles fonctionnels, des anomalies de croissance, etc... que la classification est destinée justement à maintenir séparées.

(2) System der Hautkrankheiten, Wien, Braumüller, 1881.

(3) Il ne s'agit pas là d'un essai destiné, comme Kaposi l'a découvert dans les leçons qu'il a publiées dans ces derniers temps, à classer les maladies de la peau d'après une base neuropathologique. Il est inutile d'insister sur ce point.

Voici cette classification :

PREMIÈRE CLASSE.

Dermatoses inflammatoires simples (dermatites simples).

A. Dermatoses avec le caractère d'inflammation cutanée superficielle (Dermatites catarrhales simples, catarrhes de la peau) :

I. *Famille. — Inflammations superficielles diffuses (catarrhes superficiels de la peau)* :

1. Avec hyperhémie simple prédominante :
  Érythème : (*a*) simple ;
    —   (*b*) papuleux.
2. Avec exsudation séro-purulente prédominante :
  Eczéma : (*a*) typique ;
    —   (*b*) paratypique.
  Variétés : rubrum,
    —   papuleux,
    —   vésiculeux,
    —   rhagadiforme,
    —   pustuleux,
    —   squameux.

II. *Famille. — Inflammations érosives superficielles de la peau (stigmatoses)* :

1. Occasionnées par des parasites animaux.
Stigmatoses parasitaires :

(*a*). Entomoses :

Par des poux de tête,

—   poux du pubis,

—   poux des vêtements,

—   punaises,

—   puces,

—   cousins (mosquitos),

—   chenilles (bombyx processionnaire).

(*b*) Acarinoses :

Par le lepte d'automne (lepte automnal),

—   la tique (ixodes riciné et marginé).

—   l'acare des follicules,

—   l'acare de la gale (sarcopte de l'homme),

—   l'acare de l'orge (acarus hordei, krithoptes (Geber).

2. Occasionnées par des traumatismes d'une autre nature (réveilleur de vie de Baunscheidt, ventouses, etc.).

Stigmatoses traumatiques.

III. *Famille.* — *Inflammations folliculaires superficielles de la peau (périfolliculoses).*

1. Seulement autour des orifices des follicules :

Miliaire blanche et rouge (peut-être faudrait-il les ranger dans les épidermidoses — acantholyses ?).

2° Également autour des conduits excréteurs des follicules et des follicules eux-mêmes.

Sans maladie simultanée des gaines du poil :

Acné.

Avec maladie simultanée des gaines du poil et des poils :

Sycosis.

IV. *Famille. — Inflammations superficielles de la peau par stase :*

I. Avec terminaison par réfection de la peau :
Ecthyma.

2. Avec terminaison par cicatrices :
Ulcères cutanés.

B. **Dermatoses ayant le caractère d'inflammations profondes de la peau (Dermatites simples phlegmoneuses, phlegmons simples de la peau) :**

I. *Famille. — Phlegmons stratifiés de la peau :*

1. Occasionnés par brûlure :
Combustion.

2. Occasionnés par congélation :
Congélation :

3. Sans plaie externe :
Pseudo-érysipèle (phlegmon diffus idiopathique).

II. *Famille. — Phlegmons en foyers de la peau :*

Furoncle.
Variétés parasitaires :
Occasionnés par la puce pénétrante.
—   —   le taon (espèce d'œstre).
—   —   le filaire de Médine.

Anthrax.

Boutons d'Alep et de Biskra.

III. *Famille.* — *Phlegmons de la peau par stase :*

Phlébite et lymphangite du derme ;
Érysipèle.

DEUXIÈME CLASSE.

Dermatoses angionerveuses.

Dermatoses ayant le caractère d'un trouble considérable de la tonicité vasculaire outre un trouble de nutrition inflammatoire de la peau plus ou moins caractérisé.

I. *Famille.* — *Angionévroses infectieuses de la peau* (*exanthèmes aigus, fièvres éruptives*).

1. Avec prédominance du caractère catarrhal :
Exanthèmes érythémateux :
Roséole de la fièvre typhoïde,
— du choléra, etc.
Scarlatine.
Exanthèmes papuleux :
Rubéole,
Rougeole.
Exanthèmes vésiculo-pustuleux :
Varicelle des nouveau-nés,
Vaccine,
Miliaire cristalline (coexistant seulement avec des

fièvres ou constituant une affection épidémique indépendante ?).

2. Avec prédominance du caractère phlegmoneux (diphthéritique) de l'inflammation de la peau :
Variole.
Morve (anthrax de la morve).
Pustule maligne (anthrax du sang de rate).

II. *Famille.* — *Angionévroses toxiques de la peau* (*exanthèmes médicamenteux, etc*).

1. Avec prédominance de fluxion inflammatoire :
Érythanthème toxique.
Variétés :
Formes maculo-papuleuses : érythème toxique, pellagre, acrodynie ;
Formes vésiculeuses et bulleuses : herpès, pemphigus et eczéma toxique ;
Formes pustuleuses : furoncles et ecthyma toxique ;
Forme hémorrhagique : purpura toxique.

2. Avec prédominance de contraction des vaisseaux de la peau :
Urticaire toxique.

3. Avec thrombose des vaisseaux et terminaison par nécrose ;
Ergotisme.

III. *Famille.* — *Angionévroses essentielles* (*idiopathiques, diathésiques*) *de la peau,*

1. Avec fluxion inflammatoire prédominante :

Érythanthème essentiel (idiopathique).

Variétés :

Formes maculo-papuleuses :

(*a*) Superficielles : érythème multiforme, papuleux, circiné, iris, annulaire.

(*b*) Profondes : érythème noueux ;

Formes vésiculeuses, bulleuses et pustuleuses :

Herpès circiné, iris, annulaire ;

Herpès phlycténoïde,

Herpès impétigineux (impetigo herpétiforme).

Efflorescences eczémateuses et pemphigoïdes sur une base angionerveuse, chez les hystériques, etc. ;

Forme hémorrhagique : purpura (peliose) rhumatismal.

2. Avec contraction prédominante des vaisseaux de la peau :

Cnidosis (urticaire essentielle, chronique).

3. Avec dilatation des vaisseaux et néoformation de vaisseaux :

Erythème angiectasique (acné rosée).

Troisième Classe

Dermatoses nerveuses

Dermatoses occasionnées par l'altération d'éléments nerveux sensitifs (en même temps trophiques ?).

I. *Famille. — Dermatoses nerveuses à évolution cyclique.*

Herpès nerveux (zona, herpès zoster).
Herpès fébrile (hydroa fébrile ?)

II. *Famille. — Dermatoses nerveuses à évolution acyclique.*

1. Avec fluxion inflammatoire prédominante (processus inflammatoire nerveux de la peau) :
Érythanthème nerveux.
Variétés :
Formes maculo-papuleuses : érythème nerveux.
Formes vésiculeuses et bulleuses : herpès, pemphigus et eczéma nerveux.
Formes pustuleuses : furoncles et ecthyma nerveux.
Forme hémorrhagique : purpura nerveux.

2. Avec prédominance de contraction des vaisseaux de la peau (œdèmes nerveux de la peau) :
Urticaire nerveuse.

3. Avec atrophie prédominante de la peau (atrophies nerveuses de la peau) :
Liodermie nerveuse (glossy skin).
Onychogryphose nerveuse.
Alopécie nerveuse.
Leucodermie nerveuse.

4. Avec nécrose vraie de la peau (nécroses nerveuses de la peau) :
Phlegmon nerveux (chronique).
Decubitus nerveux (aigu).

QUATRIÈME CLASSE

Dermatoses par stase

Dermatoses caractérisées par un trouble passif de la circulation et par des troubles dans l'absorption lymphatique et veineuse.

A. Avec stase incomplète.

I. *Famille. — Hyperhémies et anémies par stase.*

Cyanose.
Ischémie locale du derme.
Hémorrhagie du derme par stase mécanique.
Hémoglobinorrhée du derme par stase mécanique.

II. *Famille. — Transsudations par stase.*

1. Le transsudat persiste à l'état liquide :
Œdème du derme.

2. La transsudation se transforme en induration et en hypertrophie du tissu conjonctif de la peau :
Eléphantiasis des Arabes.

3. La transsudation amène l'atrophie du tissu conjonctif de la peau :
Sclérème du derme
(*a*) des nouveau-nés.
(*b*) des adultes (sclérodermie).

B. Avec stase complète.

Une seule Famille : nécroses par stase.

Decubitus traumatique.
Gangrène idiopathique.
Asphyxie locale avec gangrène symétrique.
Mal perforant du pied.
Ainhum.

Cinquième Classe

Dermatoses hémorrhagiques.

Dermatoses consécutives à l'augmentation de l'extravasation des corpuscules rouges à travers les parois des vaisseaux de la peau, sans fluxion inflammatoire ou stase locale dans la peau.

I. *Famille. — Hémorrhagies traumatiques.*

Ecchymoses (pétéchies, vibices).

II. *Famille. — Hémorrhagies essentielles (indépendantes d'irritations extérieures).*

1 Avec troubles généraux peu marqués de l'organisme ;
Purpura : (*a*) simple.
        (*b*) papuleux.

2. Avec troubles généraux prédominants :
Morbus maculosus (purpura hémorrhagique).
Scorbut.

SIXIÈME CLASSE

Idionévroses de la peau.

Anomalies fonctionnelles des ramifications des nerfs cutanés sans altérations trophiques de la peau.

A. Névroses de la sensibilité cutanée.

I. *Famille. — Névroses du toucher (esthésionoses de la peau).*

Hyperesthésie du derme.
Anesthésie .   —
Paraesthésie   —

II. *Famille. — Névroses de la sensibilité cutanée générale (dermatalgies).*

1. La névrose se manifeste comme douleur :
Névralgie du derme.

2. La névrose survient sous forme d'une irritation prurigineuse :
Comme névrose simple de la sensibilité :
Prurit cutané.
Combinée avec une névrose de la contractilité (contraction des muscles érecteurs des poils) :
Prurigo.

B. Névroses simples de la motilité de la peau.

Une seule famille. Dermatospasme.

Peau ansérine.

SEPTIÈME CLASSE

Epidermidoses.

Anomalies de développement de la peau d'origine et de type épitheliaux.

A. Anomalies de kératinisation et de secrétion (kératonoses).

Première série. Kératoses dans le sens strict du mot.

I. *Famille. — Hyperkératoses.*

1. Diffus :
Ichtyose diffuse : (*a*) simple.
—   (*b*) histrix.

2. Autour des follicules :
Lichen pilaire,
Ichtyose folliculaire.

3. En foyers, mais indépendants des follicules :
Corne cutanée.
Callosités, tyloma.
Œil de perdrix, cor.

II. *Famille. — Parakératoses.*

1. Diffus :
Psoriasis.

2. Folliculaire :
Lichen ruber et plan.

III. *Famille. — Kératolyses :*

Pityriasis ; (*a*) (alba) simple,
          (*b*) (rubra) essentiel.
Dermatite exfoliatrice des nouveau-nés.

Deuxième série. Trichoses.

I. *Famille. — Hypertrichoses.*

Hypertrichose congénitale.

II. *Famille. — Paratrichoses.*

Trichorrhexie noueuse,
Trichoptilose.

III. *Famille. — Atrichoses.*

1. Diffuses :
Alopécie diffuse : (*a*) simple.
                (*b*) pityrodes (Pincus).
2. En foyers :
Alopécie en aires.

Troisième série. Onychoses.

I. *Famille. — Hyperonychoses.*
Hyperonychie.

II. *Famille. — Paronychoses.*

Onychogryphose idiopathique.

III. *Famille. — Onycholyses.*

Onycholyse idiopathiqne.

Quatrième série. Stéatoses.

I. *Famille. — Hyperstéatoses.*

Séborrhée : (*a*) huileuse,
        (*b*) croûteuse.

II. *Famille. — Parastéatoses.*

Grutum.
Milium.
Athérome (outre l'acrochordon et le nœvus follicu-laire).
Milium colloïde (dégénérescence colloïde de l'en-chyme des glandes sébacées).
Milium hyaloïde (gonflement vitreux de l'enchyme des glandes sébacées).

III. *Famille. — Astéatoses :*

Xérodermie (peau sèche) : (*a*) congénitale,
                         (*b*) acquise.

Cinquième Série. Idroses.

I. *Famille. — Hyperidroses.*

Hyperidrose idiopathique.

II. *Famille. — Paridroses.*

Chromidrose,
Bromidrose,
Hematidrose,
Uridrose.

III. *Famille. — Anidroses.*

Anidrose idiopathique,
Dysidrose (cheiropompholix).

B. Anomalies pigmentaires de la peau (chromatoses).

I. *Famille. — Hyperchromatoses.*

1. Congénitales :
Nœvus pigmentaire :
Variétés : spilus,

    —   verrucosus,
    —   pilosus.

2. Acquises :
Chloasma : fuscum (utérin),

    —   noir (melasma),
Lentigines (éphélides).

II. *Famille. — Parachromatoses.*

Coloration du derme par suite d'ictère, argyrie,

   —   —   — tatouage
   —   —   — maladie d'Addison
   —   —   — cachexie résultant de fièvre
intermittente.

III. *Famille. — Achromatoses.*

1. Congénitales :
Albinisme : (*a*) généralisé,
                 (*b*) partiel ;
Poliose.

2. Acquises :
Vitiligo,
Canitie prématurée.

C. Anomalies de la couche épineuse de l'épiderme (acanthoses).

I. *Famille. — Hyperacanthoses (acanthomes simples).*

1. Prolifération de la couche épineuse à la surface de la peau (acanthome verruciforme) :
Verrue,
Condylome acuminé.

2. Prolifération des canaux glandulaires (adénomes cutanés) :
Idroadénome (adénome des glandes sudoripares de la peau).

II. *Famille. — Paracanthoses.*

1. Avec transformation des cellules épineuses en corpuscules dits de mollucum (non encore bien connus) :
Molluscum (contagieux des auteurs).

2. Avec formation de nids dans le derme (acanthome alvéolaire) :

(*a*) avec kératinisation distincte des cellules épithé-
liales de nouvelle formation :
Epithéliome :
Variétés : superficiel (ulcus rodens),
           profond.
(*b*) sans kératinisation des cellules de néoformation :
Carcinome cutané ;
Variétés : mou,
           colloïde,
           melanodes.

III. *Famille. — Acantholyses*).

Pemphigus essentiel :
(*a*) aigu,
(*b*) chronique.
Variétés : bulleux,
           foliacé,
Gangrène cachectique des nouveau-nés.

HUITIÈME CLASSE.

Chorioblastoses.

Anomalies de développement de la peau d'origine et de
type conjonctifs.

A. Développement exagéré de la couche de tissu conjonctif.

Une seule famille. Hyperdesmoses.

Macrosomie.

B. Développement paratypique de la couche de tissu conjonctif de la peau (Paradesmoses).

I. *Famille.* — *Granulomes de la peau.*

Lupus essentiel (idiopathique) :
(*a*) tuberculeux,
Variétés : L. scléreux,
           L. exubérant.
(*b*) erythémateux.
Scrofulodermie :
papuleuse et vésiculeuse (lichen scrofuleux),
squameuse (pityriasis scrofuleux),
tuberculeuse (lupus scrofuleux),
gommeuse,
ulcéreuse,
Tuberculose du derme.
Lèpre :
           tuberculeuse,
           maculeuse,
           anesthésique.
Syphilodermie :
           maculeuse,
           papuleuse et squameuse,
           vésiculeuse,
           bulleuse,
           pustuleuse,
           tuberculeuse (lupus syphilitique),
           gommeuse,
           ulcéreuse.

Rhinosclérome.

Granulome fongoïde (lymphadénome du derme?).

II. *Famille.— Desmomes (Tumeurs du tissu conjonctif)*
de la peau.

Fibrome du derme,
  (*a*) disséminé,
  (*b*) kéloïde,
Ostéome du derme (néoformation osseuse dans la peau),
Chondrome   —   (néoformation de cartilage dans
  la peau),
Lipome   —   (tumeur graisseuse dans la peau),
Myxome   —   (tumeur muqueuse dans la peau), -
Hyalome   —   (gonflement vitreux de la peau),
Tumeur colloïde de la peau,
Xanthome du derme (transformation graisseuse de la
peau).
Myome   —   (néoformation de muscles dans la
peau),
  Névrome   —   (néoformation de nerfs dans la peau.
  Angiome   —   (néoformation de vaisseaux dans la
  peau.
  (*a*) phlebangiome. Variétés : simple,
  (*b*) lymphangiome   —   caverneux.
  Sarcome du derme.

  **C. Disparition ou développement défectueux
  congénital de la couche de tissu conjonctif.**

Une seule famille. Adesmoses.

1. Généralisée et diffuse :
Liodermie essentielle (congénitale ?).
2. Partielle :
Stries atrophiques du derme.

NEUVIÈME CLASSE.

Dermatomycoses.

Maladies parasitaires de la peau et de ses annexes.

I. *Famille.* — *Mycose scutulaire (faveuse, lupineuse, favus).*

Dermatomycose faveuse,
Trichomycose   —
Onychomycose   —

II. *Famille.* — *Mycose circinée (herpès tonsurant, ringwurm).*

Dermatomycose circinée :
Variétés :
D. maculo-vésiculeuse,
D. marginée (eczéma marginé).
D. diffuse (imbriquée, Manson).
Trichomycose circinée,
Onychomycose. —

III. *Famille.* — *Mycose pustuleuse.*

Dermatomycose pustuleuse (impétigo contagieux ?)

Trichomycose pustuleuse :
Variétés :
Tr. de la barbe (sycosis parasitaire),
Tr. du cuir chevelu (kérion Celsi).

IV. *Famille.* —*Mycose furfuracée (pityrodes).*

Dermatomycose furfuracée (pityriasis versicolore).

VI. — THÉRAPEUTIQUE GÉNÉRALE DES MALADIES DE LA PEAU.

Le traitement des maladies de la peau est basé sur leur connaissance même ; il ne dépend. ni du nombre ni de la nature des remèdes et des médications nouvellement découverts ou remis de nouveau en honneur, mais il procède surtout des idées pathologiques régnantes et il varie avec elles.

Actuellement on tend en général à guérir les affections purement locales de la peau par des remèdes locaux, en évitant le plus possible les médicaments internes ou indifférents ou ayant une action énergique, tant qu'il n'existe pas de groupes objectifs de symptômes, qui justifient ou exigent leur intervention. Par contre, dans les dermatoses qui ont pour point de départ un trouble dans les fonctions nutritives d'autres organes, il faut employer parallèlement au traitement local, ou même en laissant ce dernier de côté, le traitement de l'organe interne malade suivant les données générales de la thérapeutique. Il faut enfin procéder de la même manière dans les dermatoses qui proviennent d'altérations dans les échanges nutritifs (diathèses) ou qui se sont développées sur un terrain diathésique, c'est-à-dire il faut combattre simultanément la diathèse et la lésion locale.

Il est évident que, à Vienne, il ne nous vient même pas à la pensée que des localisations morbides puissent être suppléées par d'autres, que des dépôts cutanés rétrocèdent dans l'organisme ou dans d'autres organes, etc... ainsi que Hebra nous l'a enseigné avec toute l'énergie dont il était capable. D'autre part, cependant, le dermatologiste ne doit pas repousser, comme malheureusement Hebra l'a fait en quelques cas, certaines vérités que la physiologie de la peau nous a permis de reconnaître. De ce nombre sont, par exemple, le rapport incontestable qui existe entre la circulation locale et la circulation générale et, par conséquent aussi, entre le degré de congestion sanguine de la peau ou de quelques districts cutanés et la circulation en général (action mécanique du cœur — Herzpumpe — et des résistances du courant périphérique) et les autres districts du courant périphérique.

Il faut encore étudier ici l'influence qu'exercent les irritations cutanées sur les échanges nutritifs. De nouvelles recherches ont démontré que de faibles irritations cutanées déterminent la contraction des vaisseaux périphériques de la peau, en augmentant la force d'impulsion du cœur et en accélérant le courant sanguin. Elles ont pour résultat l'élévation de la chaleur propre ; tandis que de fortes irritations cutanées, de quelque nature qu'elles soient, dilatent toujours les vaisseaux périphériques et peuvent abaisser la température propre, — quelquefois même à un degré très prononcé. Suivant Rœhring, l'irritation simultanée des nerfs vagues détermine le ralentissement du pouls et de la circulation et la diminution de la respiration, de telle sorte qu'il en résulterait une compensation contre un refroidissement considérable.

Il ressort de ce qui précède que l'influence des irritations cutanées extérieures est incontestable, tant au point de vue physiologique que thérapeutique. Mais on ne saurait l'utiliser pour les affections de la peau, excepté dans les cas suivants : pour augmenter l'intensité d'un processus local déjà existant, par exemple, d'une inflammation torpide, ou bien si l'on veut se servir de l'irritation de la peau, sous sa forme la plus intense, comme moyen caustique, pour amener la nécrose des tissus.

Une autre application de la physiologie de la peau que nous pouvons faire à la thérapeutique est la suivante : abandonner l'ancienne hypothèse d'après laquelle la peau était considérée comme un organe de respiration tellement énergique et tellement profond qu'un trouble dans ses fonctions pouvait compromettre, par ce fait même et sur une grande échelle, les échanges nutritifs. Il n'est pas exact que des brûlures occupant de vastes surfaces soient dangereuses par l'obstacle qu'elles apportent à cette respiration — les produits de la brûlure qui circulent dans le sang agissent évidemment d'une manière directe et toxique sur les centres des échanges nutritifs, — il est en outre faux qu'elles déterminent des hyperhémies et des inflammations pulmonaires, et que la respiration pulmonaire soit alors surchargée comme les pathologistes le croyaient en général autrefois.

En ce qui concerne le traitement de la peau, il est permis

d'en conclure que l'emploi de moyens protecteurs sur une vaste surface du tégument externe n'entraîne aucune espèce d'inconvénient ; ceci s'applique également à l'eau, aux pommades et aux emplâtres.

Relativement à l'eau, j'ai toutefois une remarque à faire par rapport à l'emploi du bain continu conseillé par Hebra. Au début on le prescrivait, comme on le sait, seulement dans les brûlures graves, puis ensuite dans les maladies chroniques, diffuses, de la peau et dans les suppurations étendues, durant des semaines et même des mois. En général, on pouvait constater que, dans ces conditions, le bain continu n'avait pas d'influence nuisible sur les échanges nutritifs, même chez les sujets très affaiblis ; dans quelques cas, le bain amena la guérison de pertes considérables de substance, dans certains cas de brûlures il atténua les douleurs. Mais une longue observation m'a prouvé que, le plus souvent, il n'avait une influence favorable ni sur la guérison des maladies chroniques de la peau, ni sur la diminution de la douleur et du prurit, ni enfin sur la marche des suppurations abondantes et des brûlures étendues. Certains malades ne le supportent absolument pas ;. les phénomènes foudroyants d'intoxication (convulsions, etc.), qui, dans les brûlures graves, forment la dernière scène, survenaient dans le bain tout aussi constamment et tout aussi sûrement aux mêmes périodes qu'avec les pansements avec la ouate huilée, etc... En résumé donc, je dois dire que je ne puis attribuer au bain continu de Hebra qu'une influence curative très limitée, à peine en rapport avec les préparatifs qu'il exige, avec l'impression qu'il produit sur le malade, etc.

Revenons actuellement aux principes généraux d'après

lesquels il faut traiter les maladies de la peau ; nous avons ici tout particulièrement en vue le traitement des variétés que nous avons dû désigner comme des anomalies locales particulières à la peau, qui ne sont influencées que physiologiquement par les échanges nutritifs. Pour ces variétés, il faut mettre en première ligne les méthodes externes, locales ; et c'est là surtout que les efforts de Hebra ont fait époque ; c'est lui qui a enlevé les décombres sous lesquels cette partie de la thérapeutique était enfouie avant lui. En regard, la thérapeutique générale établit les règles qui doivent guider le traitement interne dans tous les cas où il est indiqué.

Quant au traitement local des maladies de la peau, il importe de faire remarquer que, en thèse générale, nous ne guérissons que les symptômes et non les maladies. Nous possédons des remèdes pour améliorer ou pour faire disparaître les anthèmes de différente nature, les érosions, les tuméfactions et la sécheresse de la peau, les modifications pigmentaires, les anomalies de kératinisation, les changements de volume, puis des remèdes contre le prurit, les dermalgies, etc., mais nous n'avons aucun moyen externe contre l'eczéma, contre l'ichtyose, contre le prurigo, etc., en tant que maladies.

Il faut, en outre, observer que le nombre de nos remèdes externes est restreint, mais que l'emploi qu'on peut en faire est considérable et que le secret principal de nos succès dépend bien plus de l'habileté technique, qui ne s'acquiert qu'à bonne école, que de la multiplicité des médicaments.

Je puis dire qu'un dermatologiste exercé, doué d'un

coup d'œil juste, d'une instruction thérapeutique solide, obtiendra de meilleurs résultats avec quelques moyens protecteurs, un petit nombre de pommades et d'emplâtres, avec du savon et de l'eau, du goudron, les acides phénique et salicylique, quelques préparations de mercure et d'iode, un petit nombre de caustiques, la curette, l'aiguille à scarifier, enfin avec un certain nombre de médicaments que l'on pourra prescrire à l'intérieur ou en injections hypodermiques, que ne le ferait un praticien inexpérimenté avec la matière médicale tout entière.

Jetons à présent un coup d'œil rapide sur les moyens de traitement, internes et externes les plus essentiels, des maladies de la peau, et faisons ressortir, chemin faisant, quelques points d'une importance générale. Nous n'avons pas l'intention d'énumérer ici ni les remèdes, ni les maladies dans lesquelles on les emploie et nous renvoyons, sous ce rapport, aux indications thérapeutiques de chaque maladie en particulier.

L'eau, employée avec mesure, est un moyen très utile pour les fonctions de la peau (propreté, ramollissement et enlèvement de produits morbides secondaires). A une température trop élevée ou trop basse, ou trop fréquemment employée, elle a une action irritante, même sur la peau saine et donne lieu à l'eczéma.

Sur la peau enflammée, elle exerce une influence favorable en élevant ou en abaissant la température à l'aide de compresses chaudes ou froides ; les compresses de Priessnitz favorisent l'évaporation. Il faut toujours avoir soin de bien exprimer les compresses imbibées d'eau avant de les appliquer sur la peau malade, et, en général on ne doit pas les poser directement sur la peau mais sur une étoffe intermédiaire imperméable.

L'emploi des méthodes hydrothérapiques dans les maladies de la peau n'a pas, en général, donné de bons résultats dans le traitement des processus chroniques locaux ; et, d'autre part, même employée avec précaution, l'hydrothérapie détermine facilement des irritations de la peau (éruptions dites critiques, de Priessnitz). On a cependant assez souvent obtenu de réels avantages dans le psoriasis, dans le prurigo, etc., en employant des enveloppements méthodiques, des demi-bains et des frictions ; dans les dermatoses nerveuses, en se servant de douches en pluie (principalement avec de l'eau chaude) ; enfin dans les épidermidoses, en prescrivant des bains et des douches de vapeur destinés à déterminer la macération des produits épidermiques.

De tout temps on a employé, dans les maladies de la peau, les bains médicamenteux. Quant aux bains préparés artificiellement, nous ferons tout d'abord remarquer que l'addition à un bain d'un sel alcalin, par exemple, de la potasse, de la soude, du borax (en y ajoutant en même temps un peu de farine d'amidon, Bulkley) ramollit l'épiderme et diminue la congestion de la peau.

On emploie le soufre sous forme de bains, soit à l'état de sulfure de chaux, soit sous forme de sulfure de potasse (foie de soufre), en versant, par exemple, dans le bain 30 à 50 grammes de la solution de Vlemingkx (voyez plus loin), ou bien en badigeonneant le malade, avant son entrée dans le bain, avec cette solution de foie de soufre. En France, on emploie les boules barégiennes (sulfure de chaux, 8 gram., sel marin, 2 gram., gélatine et extrait de saponaire de chaque 1 gram., eau distillée q. s. pour faire une boule de 45 gram. Il faut trois ou quatre boules pour un bain.

L'action des bains sulfureux artificiels sur la peau est, dans les cas où il s'agit de tuer les parasites (gale), etc..., semblable à celle déterminée par l'emploi direct du médicament dans les maladies prurigineuses chroniques de la peau ; ces bains rendent quelquefois de bons services, analogues à ceux que donnent les bains sulfureux naturels ; mais leur influence est cependant bien inférieure à leur renommée.

Hebra employait les bains de goudron en faisant badigeonner les malades avant de les mettre au bain.

On prescrit parfois les bains de sublimé dans la syphilis pour remplacer ou compléter le traitement spécifique (de 5 à 30 gr. pour un grand bain de 32 à 35° c.) (1), ou localement dans les dermatoses chroniques de différente nature, par exemple, comme manuluve (1 pour 2,000 jusqu'à 1 pour 500).

Quant aux bains d'eaux minérales naturelles, leur action sur la peau est exactement la même que celle des bains artificiels ; ils agissent principalement en macérant, en dissolvant et en faisant disparaître les dépôts secondaires ; accessoirement ils exercent une influence irritante légère qui se produit tout d'abord sur l'épiderme.

(1) Il est préférable de faire préparer la solution suivante : Bichlorure d'hydrargyre, 20 gr., chlorure de sodium 50 gr., eau distillée 200 grammes, pour 4 bains. Il faut se servir d'eau distillée, et avoir soin de faire couvrir la baignoire qui ne doit pas être en métal.

Il faut naturellement faire abstraction de ce fait que l'eau du bain agit sur les échanges nutritifs par l'intermédiaire des organes respiratoires et des orifices tapissés de muqueuses ; la peau ne joue par conséquent qu'un rôle secondaire dans ce cas (1).

D'autre part, le passage à travers la peau des substances contenues dans le bain — à moins que la peau n'ait été érodée ou macérée par des agents qui ont agi pendant un certain temps — ne se fait pas aussi facilement qu'on le croit en général. Il est possible que des gaz pénètrent en faible proportion et lentement, et que certaines matières solides soient introduites par pression après une longue friction, par l'intermédiaire d'une émulsion graisseuse (pommades mercurielles et teinture d'iode, par exemple). Il importe toutefois de rappeler que la peau ne laisse pas passer les substances contenues dans des solutions salines aqueuses mises simplement en contact dans le bain avec la peau non lésée et que l'absorption de l'eau elle-même dans les couches cutanées est d'ordinaire peu prononcée. La résorption des sels, en dissolution dans le bain, à travers les glandes de la peau n'est évidemment pas assez considérable pour modifier notablement les résultats des expériences sur lesquelles reposent les propositions ci-dessus.

Passons actuellement à l'étude des médicaments que l'on emploie avec l'eau, et tout d'abord au savon. Le savon est une combinaison d'acides gras avec des alcalis, il

(1) Les bains de boue jouent sous ce rapport un rôle considérable par leur effet irritant sur la peau.

se dissout toujours quand on l'emploie en friction sur la peau avec un peu d'eau ; les éléments devenus libres forment une nouvelle combinaison avec les acides gras et les alcalis de la surface cutanée (saponification).

Le savon employé avec l'eau, surtout avec une eau pauvre en sel ou distillée, est le meilleur moyen qu'on puisse employer pour nettoyer la surface cutanée. Il suffit pour cela d'un simple savon à la soude, préparé à froid ou à chaud, mais toujours avec de bonnes matières premières ; il ne doit y avoir aucun alcali libre en excès, c'est-à-dire pouvant macérer la peau.

On emploie avec le meilleur succès, dans un but thérapeutique, les savons plus riches en potasse qui sont en même temps plus mous. Le savon mou dont on se sert actuellement est assez pur ; c'est une espèce de pommade dont on peut facilement apprécier le degré de causticité par la saveur alcaline ou brûlante qu'elle produit quand on l'applique sur la langue. Les savons concentrés de potasse agissent comme les solutions de potasse caustique ; par conséquent, non seulement en macérant, mais en exerçant une action caustique sur la peau, quand on les emploie pendant longtemps. Dans certaines maladies chroniques de la peau, par exemple dans le prurigo, etc., Hebra et d'autres auteurs ont eu recours autrefois à des frictions savonneuses et à des compresses enduites de savon. Naturellement tout dépend, dans ces cas, de la concentration, autrement dit du mode et de la durée de l'application. En ce qui me concerne, j'ai renoncé à cette méthode

J'emploie très rarement les savons médicamenteux, parce que l'expérience démontre qu'il est difficile de déterminer.

exactement sous cette forme la quantité du remède, et, d'autre part, il n'est pas toujours facile de le répartir dans le savon d'une manière uniforme. Je n'ai jamais recours aux savons de glycérine, parce que la proportion de glycérine que contient le savon (parfois plus de 50 pour 100) s'y trouve au détriment du savon, et qu'on applique alors inutilement sur la peau une masse molle qui ne nettoie nullement (et qui du reste, comme la glycérine en général, a une action cathérétique sur les surfaces érodées).

Il est facile de comprendre qu'il est inutile de mélanger au savon des substances qui ne peuvent pénétrer à travers la peau, par exemple du fer et du graphite, pour obtenir une soi-disant action fortifiante. Il en est de même de l'acide phénique et des autres préparations désinfectantes analogues ; tout cela est sans valeur. Le charlatanisme seul les a mis en vogue par ses annonces. Bien entendu, il n'est pas question par là de nier l'action de l'acide phénique sur la peau.

Je n'aime pas non plus à conseiller les savons de goudron, de créosote et d'acide phénique ; je leur préfère le goudron distillé en substance, que l'on applique en couches très légères sur la peau à l'aide d'un pinceau.

J'ai, par contre, obtenu d'excellents résultats dans les maladies parasitaires, spécialement dans la gale, d'un savon des tyrax (le styrax est, comme l'huile de romarin, etc., un parasiticide), mais sans en avoir les inconvénients (1).

Les savons additionnés de substances pulvérulentes ou

(I) Graisse de bœuf, huile de coco ana I0 gr., liqueur de potasse caustique (pesanteur spécifique 1,450) 24 gr., storax ou styrax ou calamite purifié, 32 gr. faites cuire jusqu'à formation d'un de sable, de pierre ponce, de poudre de marbre, utilisés pour frictionner énergiquement la peau, donnent parfois de bons résultats. J'ai renoncé aux savons sulfureux et iodés, je préfère en général de beaucoup appliquer séparément le savon sur des morceaux de flanelle.

Enfin, quant au mélange, que Hebra recommandait tout particulièrement, de savon et d'alcool sous forme d'esprit de savon, je ne le conseille que dans les cas rares où il s'agit de déterminer une irritation directe sur la peau, surtout lorsque l'innervation périphérique est atteinte, dans les processus inflammatoires torpides ; car l'alcool est en général avide d'eau et a une action desséchante comme celle de l'eau et celle de la glycérine, etc. ; il a une influence favorable sur la nutrition de la peau et sur les échanges nutritifs.

Les corps gras jouent un rôle important dans le traitement des maladies de la peau. Le premier résultat qu'on obtient est bien de recouvrir uniformément les parties malades et de les protéger ainsi contre les irritations extérieures de quelque nature qu'elles soient, spécialement contre celles qui sont déterminées par l'air et les substances qui y sont contenues. Ils sont souples, lisses, faciles à étendre ; aussi se prêtent-ils beaucoup mieux, pour remplir les indications ci-dessus, que les substances pulvérulentes (poudre à poudrer composée de talc, de magnésie, d'amidon, etc.), ou les étoffes artificielles imperméables (enveloppements de caoutchouc, de Colson), que l'on emploie

savon, puis ajoutez baume du Pérou 2 gr., et divisez en fragments de 20 gram.

dans un but analogue, par exemple dans les eczémas.

Cette action des graisses est encore augmentée par une autre propriété qu'il n'est pas possible d'expliquer. Les graisses ont une influence incontestable sur la nutrition de la peau ; elles la rétablissent et agissent en accélérant et en conservant ses fonctions. Il ne s'agit peut-être pas ici précisément du processus de kératinisation ; d'autres substances, que nous étudierons ultérieurement, le modifient énergiquement, mais en réalité de la vitalité de la portion de la peau qui contient les vaisseaux, peut-être d'une influence sur les parois vasculaires elles-mêmes ; des gouttelettes de graisse finement distribuées arrivent jusqu'à elles, ainsi que nos expériences physiologiques l'ont démontré ; elles traversent d'autant plus facilement l'épiderme que le contact avec la surface de la peau a été plus énergique et plus prolongé.

Ces propriétés donnent une grande importance dans le traitement des maladies de la peau à l'emploi des graisses, soit sous forme de liniments, de pommades ou de cérat et d'emplâtres.

Il faut ranger dans la même catégorie, à cause de leur consistance même, la glycérine que l'on emploie mélangée à l'amidon, ce qui constitue une préparation excellente semblable à une pommade (glycérat, glycérolé d'amidon, de la pharmacopée française), la vaseline et la paraffine, substances analogues à la gélatine, très onctueuses, qui ne rancissent pas comme les graisses et que, comme elles, on peut très bien utiliser comme moyen de protection. Elles sont inférieures aux graisses, quant à leur action conservatrice et nutritive directe sur le tissu cutané.

Les graisses ont une influence d'autant plus marquée sur la peau qu'on les applique en couches plus épaisses. Il en résulterait donc qu'une pommade aurait une action en général plus durable, par exemple, sur une surface eczémateuse, qu'une graisse liquide ou de l'huile, et qu'un emplâtre serait plus actif encore qu'une pommade. Dans le premier cas, les choses se passent bien comme je viens de le dire, à condition que la pommade — ainsi que les huiles — soient laissées en contact constant avec la peau, c'est-à-dire non seulement étendues avec les doigts, mais appliquées soigneusement sur des compresses de toile et renouvelées en temps convenable. Quant aux emplâtres, on sait que nous ne pouvons obtenir la consistance qui les caractérise que de deux manières, soit par l'addition d'acides gras ou de cire avec de la résine (résine de gommes, baumes), ou de caoutchouc dissous dans la térébenthine, soit par la combinaison d'acides gras avec du plomb. Les premiers représentent les emplâtres résineux, les autres les emplâtres plombiques.

Or, les emplâtres résineux sont d'un emploi limité à cause de l'action très irritante de la résine sur la peau, dans tous les cas où cette dernière est le siège de processus inflammatoires ou qui peuvent très facilement le devenir. Il ne reste donc que les emplâtres de plomb dont les corps gras très consistants peuvent rester longtemps sur la peau sans l'irriter, car l'oxyde de plomb, privé d'acide carbonique, se saponifie très bien avec les acides gras. Or, si l'on ajoute à cet emplâtre (emplâtre simple de plomb, emplâtre diachylon simple) une petite quantité de graisse, la préparation prend la consistance d'un cérat et représente dans ces conditions la forme la meilleure sous laquelle la graisse puisse exercer toutes ses influences favorables sur la surface cutanée. C'est là le secret de l'action merveilleuse de la pommade dite de Hebra (onguent diachylon simple, provenant de l'emplâtre diachylon simple avec parties à peu près égales d'huile ou de graisse que l'on mélange en faisant chauffer doucement au bain-marie jusqu'à consistance de pommade). Un chirurgien de campagne la recommanda par hasard à Hebra comme un remède excellent contre la sueur des pieds. Le dermatologiste viennois l'employa ensuite d'une façon générale et empirique — comme du reste il ne cessa jamais d'expérimenter les moyens les plus différents (1).

En dehors des graisses, on a employé aussi avec succès les substances médicamenteuses les plus variées comme base des emplâtres et des pommades. Les oxydes et les sels métalliques jouent là un rôle prépondérant, et particulièrement, outre les oxydes et les sels de plomb, l'oxyde de zinc, les oxydes de bismuth, le mercure (l'emplâtre mercuriel est une excellente préparation composée d'emplâtre simple de plomb et de mercure éteint par la térébenthine, dans laquelle le mercure pur représente un quart du poids net), le soufre, l'iode, les narcotiques, etc.

Dans ces derniers temps, Unna a recommandé, pour le traitement des maladies de la peau, un mode nouveau

(1) L'expérience a démontré que l'emploi même prolongé de l'oxyde de plomb sous cette forme, et sur de grandes surfaces, ne donne jamais lieu à des phénomènes d'empoisonnement. Je n'ai jamais observé de coliques de plomb ou autres chez les nombreux malades que j'ai traités d'après cette méthode. Ceci est également vrai pour l'emplâtre mercuriel.

d'emploi des médicaments mélangés avec des graisses sous la forme des anciens sparadraps ; on imprègne de pommade des tissus analogues à de la mousseline (Salbenmulle) dont on se sert pour panser les parties malades. Cette méthode, qui est en voie d'amélioration constante, paraît devoir se généraliser beaucoup.

Pour agir en premier lieu sur l'épiderme et le processus de kératinisation de la peau, et indirectement aussi sur les appareils vasculaires et nerveux du derme, il faut avoir recours à une autre série de remèdes, dont le goudron est le type. On doit laisser de côté le goudron de houille et les variétés impures de goudrons de bois (poix liquide) ; les huiles empyreumatiques qu'ils contiennent ont une action irritante sur la peau, et il faut se servir seulement de produits provenant de la distillation de goudrons de bois (goudron de hêtre, de bouleau ou de genévrier). Ces goudrons, ainsi que l'indique l'expérience, font cesser la production exagérée de squames, diminuent l'hyperhémie, principalement l'hyperhémie veineuse, et par suite ont une influence favorable sur l'infiltration chronique de la peau ; enfin ils atténuent notablement l'irritation occasionnée par le prurit et ont précisément, sous ce dernier rapport, une action vraiment remarquable.

Leur emploi est, selon moi, particulièrement favorable quand on applique ces goudrons purs, autrement dit sans mélange de graisse, de savon, et surtout sans addition d'alcool. Je n'emploie pas, pour les raisons indiquées ci-dessus l'alcool de goudron (tinctura rusci) conseillé par Hebra, car la consistance des goudrons distillés n'est pas assez grande pour qu'il soit nécessaire de les additionner d'alcool.

Il faut appliquer le goudron en très petite quantité, à l'aide d'un fort pinceau en soies de porc, et badigeonner avec soin. Employé en grande proportion sur des parties hyperhémiées, très irritables et dont la sécrétion est abondante, le goudron n'a pas une action favorable ; il peut même provoquer une vive réaction.

D'autres substances agissent d'une manière analogue au goudron, sans avoir toutefois la même efficacité : ce sont l'acide phénique (mélangé à l'huile sous forme de liniment, 1 pour 20 jusqu'à 50), la créosote, l'acide salicylique (Unna a très vivement recommandé le mélange de cet acide au collodion, de 10 jusqu'à 5 pour 100, contre les anomalies de kératinisation), la résine de benjoin, la chrysarobine, (l'acide chrysophanique, la poudre de Goa, d'après Balmanno Squire), l'acide pyrogallique (Jarisch), le naphthol (E. Ludwig et Kaposi), certaines préparations mercurielles (la pommade au précipité blanc, la solution de sublimé et le collodion au sublimé). Je signalerai encore les différentes préparations de soufre (les fleurs de soufre, le soufre précipité, le sulfure de chaux et de potasse et enfin certaines résines (baume du Pérou, styrax liquide, huile de romarin) (1).

----

(1) Relativement au soufre, je ferai les remarques suivantes : il provoque toujours sur la peau, qui est le siège d'une inflammation aiguë (eczéma aigu ou subaigu, par exemple), une augmentation de l'infiltration et de l'exsudation ainsi qu'une aggravation des phénomènes subjectifs. Dès que le processus inflammatoire aigu suit son cours dans la profondeur ou diminue d'une manière notable, et que par contre la lésion de l'épiderme s'accuse plus fortement (formes desquamatives des dermatoses de toute nature, anomalies de sécrétion des glandes, mycoses), le soufre exerce, en règle générale, une très bonne influence contre les phénomènes tant subjectifs qu'objectifs. Hebra a conseillé contre les affections chroniques de la

Ce dernier groupe se distingue par son odeur forte ainsi que par son action sur la continuité de la couche cornée ; il donne de bons résultats, employé seul ou encore mieux combiné avec le soufre ou le savon, etc., contre les parasites animaux ou végétaux qui habitent dans la couche cornée, tels que l'acare de la gale, et diverses variétés de champignons.

Dans cette classe il faut ranger les acides minéraux et organiques (acides nitrique, chlorhydrique, sulfureux, acétique, chromique), le nitrate d'argent, la potasse caustique (plus facilement déliquescente) ;

La pâte caustique de Vienne (potasse et chaux broyées en proportion égales dans de l'alcool) que l'on applique en une couche de l'épaisseur du dos d'un couteau, en ayant soin de l'entourer d'un morceau d'emplâtre adhésif ;

Le chlorure de zinc en pâte (pâte de Canquoin), ainsi que la pâte de Landolfi (chlorure de brome et chlorure d'antimoine), ou coulé en bâtonnets avec du nitrate de potasse, 1 pour 0,4 à 0,2, d'après Kœbner.

peau, une solution de foie de soufre et de chaux (d'après Vlemingkx-Schneider), (chaux vive 1 livre, soufre citrin 2 livres, faites cuire dans eau de fontaine 20 livres jusqu'à réduction à 12 livres, filtrez), de plus des pommades avec le soufre mélangé avec du savon et du goudron. J'emploie depuis longtemps contre les éruptions squameuses chroniques, et presque exclusivement contre la gale et les mycoses, à l'exception toutefois du favus, qui exige des remèdes plus énergiques, une pommade de soufre, de styrax et de savon (Weinberg) ; en voici la formule : styrax liquide, fleur de soufre, craie blanche en poudre, *aa* 5 gram., savon de potasse, axonge de porc, *aa* 10 gram. — Grâce à cette préparation, je peux me passer des autres remèdes, en raison de la rapidité de son action et de son influence peu irritante dans les processus pathologiques cités ci-dessus.

Les différentes préparations arsenicales caustiques, la poudre de Dupuytren (1), la pâte - arsenicale de Hebra préparée d'après la poudre de Cosme (2), la poudre de Cosme proprement dite (3), la pâte de Marsden (4), la pâte d'Esmarch (5) ;

La glycérine iodée (6) ;

Le sublimé seul ou avec du collodion ;

La solution de Plenck (7) ;

La liqueur de Belloste (nitrate de mercure) ;

Enfin le fer rouge, les appareils galvano et thermo-caustiques.

Le traitement mécanique joue actuellement un rôle important dans le traitement des maladies de la peau ; on le pratique à l'aide de la curette de Volkmann, d'une aiguille pointue et de forme conique adaptée à la curette (Auspitz), ou encore de la petite lancette plate, à deux tranchants, destinée à sectionner les petits vaisseaux de la peau. On se sert aussi dans le même but de divers appareils en forme de flammette (de B. Squire, Veiel et autres), enfin, d'aiguilles électriques et d'un faisceau d'aiguilles pour déterminer l'atrophie des follicules pileux ; les Amé-

(1) Acide arsénieux 0,2, calomel 20,0.

(2) Arsenic blanc 1,5, cinabre artificiel 3,0, onguent rosat 20,0.

(3) Arsenic blanc 1, cinabre 35,0, faire une poudre avec de l'eau de gomme.

(4) Arsenic blanc 10,0, gomme d'acacia 5,0.

(5) Chlorhydrate de morphine 0,25, arsenic blanc 0,25, calomel 0,12, sucre blanc q. s. pour une pâte.

(6) Iode, iodure de potassium ana 2,5, glycérine 5,0.

(7) Bichlorure hydrargyrique 2,5, alcool, vin acétique concentré ana 25,0, camphre, alun, céruse ana 2,5, pour une pâte.

ricains ont, dans ces derniers temps, très vivement recommandé ces instruments.

Dans certaines maladies de la peau, spécialement dans les épidermidoses (nævi, condylomes et verrues acuminées, épithéliomes superficiels), dans quelques éruptions papuleuses et pustuleuses chroniques (acné et sycosis), l'acné rosée, et en outre dans les néoplasmes dont le point de départ est dans le derme (lupus tuberculeux et érythémateux), il faut avoir recours au traitement mécanique. On peut l'employer seul ou simultanément avec d'autres médications (par exemple, la scarification punctiforme des nodosités lupeuses, etc.), ainsi que je l'ai démontré dans un mémoire précédent (*Traitement mécanique des maladies de la peau*, 1877). Ce traitement représente une méthode thérapeutique très utile, parfois même la seule qui donne des succès (par exemple dans le sycosis non parasitaire).

Quant à l'action de certains remèdes internes, il faut ici faire abstraction de ceux qui exercent une influence sur les échanges nutritifs, sur l'hématose, etc., et qui, comme il a été dit ci-dessus, jouent également un rôle très important dans les maladies de la peau. Je ne cite que le petit nombre de substances auxquelles on a attribué une action spécifique sur la peau, en laissant de côté le mercure et l'iode, dont il n'y a pas lieu d'étudier ici l'action dans les maladies syphilitiques de la peau.

Je me bornerai donc à présenter quelques observations sur les médicaments suivants :

(*a*) L'arsenic ;

(*b*) L'atropine, la pilocarpine et quelques autres alcaloïdes.

En ce qui concerne l'arsenic, son emploi interne et sous forme d'injections hypodermiques (Lipp) a acquis une grande réputation, principalement dans les carcinomes de la peau, puis dans le lupus, le psoriasis, le lichen ruber.

On a essayé, à plusieurs reprises, dans ces dernières années, d'expliquer ces résultats ; c'est ainsi que, suivant Schulz, la présence de l'acide arsénieux, qui enlève constamment l'oxygène du protoplasma et le transforme en acide arsénique, puis se réduit de nouveau en acide arsénieux en cédant de l'oxygène aux tissus, provoque un mouvement qui amène la dégénérescence graisseuse des cellules du protoplasma, principalement de celles qui chimiquement et physiologiquement y prennent une grande part et par conséquent aussi (?) des nodosités du lupus, etc. Morris admet au contraire que l'arsenic détermine une diminution du processus d'oxydation dans la peau et du nombre absolu des corpuscules rouges (?).

Quoi qu'il en soit, l'acide arsénieux exerce certainement une action sur la nutrition de la peau, comme l'ont suffisamment démontré les lésions qu'on a constatées chez nos mangeurs d'arsenic, et chez les chevaux auxquels on a fait prendre de l'oxyde blanc d'arsenic pour les engraisser et rendre leur peau plus brillante.

Je citerai ici parmi les préparations arsénicales, dont le nombre est très considérable, les suivantes :

La solution de Fowler (arsénite de potasse), la solution de Pearson (arsénite de soude), la solution de Biett (arsénite d'ammoniaque), la solution de Varangin (arsénite de chlore), la solution de Neligan (iodure de potassium et acide arsénieux), la liqueur de Donovan (iodure d'arsenic et iodure de mercure avec du poivre), la liqueur de Routh (chlorophosphure d'arsenic), les pilules asiatiques (acide arsénieux, poivre et gomme), la liqueur de Bouchardat (acide arsénieux avec du sublimé et de l'iodure de potassium). A la place de toutes ces préparations compliquées et superflues, je n'emploie, pour l'usage interne, en fait de préparations liquides, que la solution d'arsénite de potasse (solution de Fowler) et des pilules dont voici la formule : -

Acide arsénieux 0,10, faites dissoudre dans q. s. d'eau chaude, puis ajoutez poudre et extrait de roseau vrai en q. s. pour faire une masse pilulaire qu'on divisera en 20 pilules de 0,20 centigr. chacune — de 1 à 3 chaque jour (1).

Je citerai encore ici les alcaloïdes que l'on a employés récemment avec succès contre les angionévroses de la peau (surtout contre l'urticaire) et les névroses. L'ergotine et la pilocarpine (à la dose d'un centigramme), et le sulfate d'atropine (2) à la dose d'un milligramme en injections, ou à l'intérieur en solution ou en pilules (3).

(1) La proportion d'acide arsénieux qui se trouve dans quelques-unes des préparations ci-dessus est à peu près la suivante : dans nos pilules 0,005 pour chaque pilule, même quantité pour les pilules asiatiques ; la solution de Fowler renferme dans 124 gouttes 0,1 d'arsenic (1 grain pour 1 1/2 drachme) ; la solution de Pearson 1 partie d'acide arsénieux pour 1800 parties ; la solution de Biett 1 p. 100 ; celle de Donovan 3 p. 100 ?

(2) Pilocarpine muriatique 0,10, eau distillée 5. Pour 5 jours. Chaque jour, matin et soir, 10 gouttes après les repas.

(3) Sulfate d'atropine 0,01, eau distillée, glycérine, de chaque 2 gr., poudre de gomme adragante q. s. pour faire 10 pilules, — 2 chaque jour (Schwimmer).

En terminant j'ajouterai quelques mots encore sur les moyens qu'on emploie pour entretenir la beauté de la peau (cosmétiques). Les expériences dont il a été question plus haut sur l'efficacité de quelques remèdes s'appliquent non seulement à la guérison de la peau malade, mais aussi à la conservation de la peau saine. Toutefois, on s'est systématiquement peu occupé jusqu'à présent de la fraîcheur et de la beauté du teint : on ne possède à cet égard qu'un amas confus d'affirmations prétendues physiologiques, mais qui ne sont pas en réalité scientifiquement fondées ; ce sont des formules à effet qui servent de prétexte à des conseils qui, en thèse générale, s'appuient moins sur un empirisme candide et honnête que sur les principes d'une hygiène et d'une médication « naturelles ». Une série d'autres méthodes fantaisistes, comme le végétarisme, la cure de pain blanc, la manie de l'eau froide, les différents genres de sport pour endurcir la peau, ont la même origine.

Je me bornerai à émettre quelques propositions sur les soins qu'exige l'entretien de la peau ; elles tendront plutôt à critiquer, à écarter certains procédés qu'à en établir de nouveaux, car l'espace me manque pour les développer plus en détail et les justifier.

1. Une peau saine n'est pas nécessairement une belle peau. On ne peut pas indiquer d'une manière absolue à quoi tient la beauté de la peau. L'épaisseur plus ou moins grande de la couche cornée, la proportion plus ou moins considérable de pigment dans les cellules basales du réseau de Malpighi, le développement plus ou moins grand des papilles du derme, la finesse plus ou moins marquée

du réseau vasculaire, l'abondance ou la rareté des follicules glandulaires et des poils ne répondent à l'idéal de la beauté que si elles sont en rapport avec la constitution générale du reste du corps et avec les différentes régions de la peau.

2. Les personnes qui observent toutes les prescriptions hygiéniques quant au régime, au logement, aux conditions atmosphériques et climatériques, aux occupations, etc., ont souvent un teint aussi mauvais que possible. L'état général n'a donc aucune influence sur la beauté de la peau, mais il en a une bien marquée sur la santé de cet organe.

3. La propreté est pour la beauté du teint une condition *sine qua non*, mais elle ne joue nullement un rôle essentiel quant à la santé de la peau. D'innombrables millions d'hommes en bonne santé ne se lavent jamais ou le font seulement d'une façon superficielle et rarement. Il faut ramener à des proportions plus modestes les idées exagérées concernant la pénétration de la saleté et l'oblitération des pores cutanés qui en est la conséquence, ainsi que leur influence sur la peau et ses fonctions, et les échanges nutritifs.

4. L'emploi de l'eau n'est utile pour la peau qu'à dose et à une température modérées. Des bains très froids peuvent endurcir le corps dans son ensemble; mais, en ce qui concerne la peau, ils offrent tout aussi peu d'avantage que des bains très chauds; c'est une erreur de croire que les lotions froides rafraîchissent le teint; on peut plutôt dire que l'usage exagéré de ces lotions, ainsi que celui des bains chauds, diminue à la longue l'élasticité et la force de résistance des tissus de la peau contre les irritations extérieures.

5. Pour les lotions, il est préférable de se servir d'eau distillée ou d'une eau peu minéralisée ; elles irritent moins la peau qu'une eau dure (riche en sels) ; par conséquent il faut donner la préférence à l'eau de rivière sur l'eau de source, à l'eau bouillie sur l'eau dure. L'eau de rivière est également préférable quand on l'emploie avec le savon.

6. Pour la toilette, on doit en général se servir de savons durs de soude ; les savons mous de potasse sont plus irritants. La qualité des savons dépend de la pureté des matières premières qui entrent dans leur composition et de leur saponification plus ou moins complète. Un bon savon ne doit contenir aucun alcali libre, ni aucune substance étrangère ou irritante, par exemple, du silicate de potasse, etc., dont on se sert pour augmenter le volume des savons bon marché, « savons omnibus ».

L'addition de parfums en petite quantité (à l'exception de certaines substances nuisibles, comme, par exemple, de l'essence de mirbane, etc.) n'ajoute rien à la valeur d'un savon. On peut quelquefois incorporer au savon des substances dures, par exemple, du son d'amandes, de la pierre ponce finement pulvérisée, pour augmenter le frottement ; dans certaines circonstances ces substances peuvent même le remplacer complètement pendant quelque temps.

7. Les simples poudres à poudrer finement triturées, comme le talc, la poudre de riz, la magnésie, etc. (fards solides) sont tout à fait inoffensives pour la peau ; elles constituent souvent d'excellents moyens de protection contre les influences irritantes extérieures.

On peut autoriser l'addition d'une petite quantité de certains oxydes et sels métalliques (oxyde de zinc, quelques sels de bismuth) ; il faut en tout cas proscrire pour la toilette les préparations de plomb et de mercure.

8. L'emploi fréquent de l'alcool enlève l'eau de la peau, la rend sèche et raide et agit défavorablement sur sa nutrition. On en peut dire autant de la glycérine, malgré l'aspect uni que sa consistance huileuse donne momentanément à la peau. Il faut défendre pour la toilette l'usage de toutes les variétés d'eaux de toilette, de solutions, d'alcoolats, de teintures, etc., en raison de la grande proportion d'alcool et d'esprit-de-vin qu'elles contiennent

9. Cette proscription doit naturellement s'étendre à toutes les autres additions de substances irritantes que l'on fait aux eaux de toilette, telles que le sublimé, les acides minéraux, certains sels métalliques, les alcaloïdes, etc.

10. Le camphre n'exerce sur la peau pas d'autre action que celle d'une poudre destinée à blanchir le teint. Il en est exactement de même de la résine de benjoin et des fleurs de soufre, et enfin des substances contenant de l'acide tannique (tannin, alun), qui peuvent être utiles tout au plus comme poudres à poudrer, c'est-à-dire comme moyen mécanique. Ces remèdes n'ont aucune action spécifique sur le tégument externe.

11. Pour les soins de la peau, en général, il faut recommander l'usage d'huiles et de graisses parfumées, comme on le faisait autrefois, et en plus grande proportion qu'on ne le fait actuellement.

12. Mais ceci est encore bien plus vrai pour la croissance des cheveux, qui dépend de deux conditions principales : (a) de la fertilité ou de la stérilité héréditaire du cuir chevelu ; (b) de son état de santé. Ce dernier point, auquel se

relie dans un grand nombre de cas la chute des cheveux, ne saurait être expliqué ici ; on peut dire seulement que souvent il suffit de combattre purement et simplement la production exagérée des squames ou une trop grande sécheresse du cuir chevelu, ou de faire changer une coiffure irrationnelle, pour arriver au résultat désiré.

Mais, en ce qui concerne l'hérédité, il ne faut intervenir qu'en tant que l'état général de la santé le permet.

Ces réserves faites, voici les conseils que l'on peut donner pour les soins qu'exigent les cheveux et la barbe :

13. Il faut chercher à activer la nutrition du cuir chevelu par l'emploi rationnel de la graisse (par exemple sous forme de bains d'huile au moyen d'une éponge trempée dans l'huile et qu'on laisse appliquée pendant la nuit sur le cuir chevelu); par l'usage de simples pommades, mais en quantité plus considérable qu'on ne les utilise habituellement, surtout chez les personnes blondes ; il importe aussi de faire ces applications sur le cuir chevelu bien plus que sur la chevelure ;

14. Il est nécessaire d'éviter, ou du moins de n'employer qu'avec la plus grande réserve, toutes les substances qui enlèvent l'eau de la peau, par conséquent aussi du terrain pilifère ; donc les préparations contenant de l'alcool, de la glycérine, de l'eau.

15. Pour terminer, nous conseillons de n'employer pour la peau aucune préparation dont on ne connaisse exactement la composition, et, en outre, de ne pas attribuer à certaines substances des résultats qu'il est possible d'expliquer par de simples faits physiologiques : telles sont, par exemple, l'augmentation ou la diminution temporaires de

la chute des cheveux, qui a lieu chez les sujets en bonne santé, comme la mue chez les animaux ; les modifications que l'âge produit chez les personnes qui ne se servent jamais de fard ; l'influence que des processus morbides souvent latents ou des affections morales exercent peu à peu, et notamment ces dernières, sur le tégument externe et sur ses annexes.

TABLE

ERRATUM

Page 128, ligne 2 :

Au lieu de *chlorioblastoses*, lisez *chorioblastoses*.

Paris. — Imprimerie G. Rougier et Cⁱᵉ, rue Cassette, 1.